만다라와 마음챙김

양은미

서울벤처대학원대학교 사회복지상담학 박사
국제영어대학원대학교 영어교재개발학 석사
Pratt Institute 예술학 석사
한국과학기술원 공학사

현 마음생각연구소 대표
집단상담프로그램 개발 및 진행

저서) 매일매일 두뇌튼튼 시리즈 외 다수

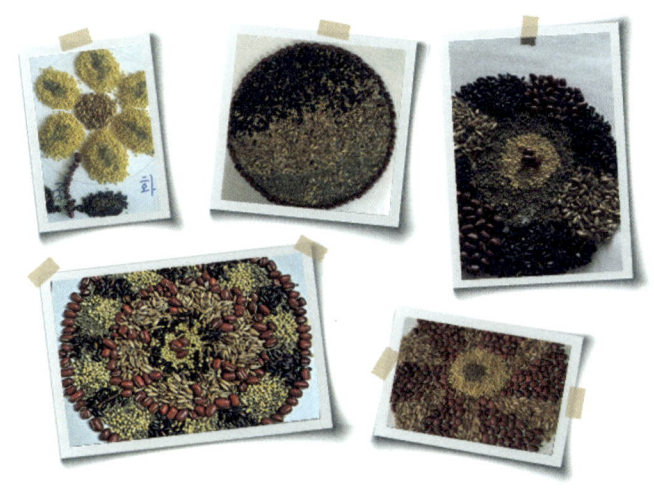

만다라와 마음챙김

발행일: 2021년 10월 22일
지은이: 양은미
발행처: 마음생각연구소

출판등록: 제561-2021-000075호
주소: 경기도 수원시 영통구 광교로 156, 1010호
문의: artfutura@naver.com
홈페이지: www.mindthink.kr

© 양은미 2021
이 책 내용의 전부 또는 일부를 재사용하려면 반드시 저작권자의 동의를 받아야 합니다.

"만다라와 마음챙김" 사용 방법

 만다라의 종교적 색채에 대한 오해를 풀고, 마음을 다독거리는 일상생활의 도구로 만다라를 마음 편하게 활용할 수 있으면 좋겠다는 생각에서 글을 쓰게 되었습니다. 그래서 만다라 패턴들과 만다라에 대한 이론을 함께 정리하여 담았습니다. 심리상담 이론의 내용이 포함되었으나 최대한 쉽게 풀려고 노력하였습니다.

그래서 3장 문양 만다라와 호흡 마음챙김 명상 활동을 바로 하는 것보다 시간을 내어 1장과 2장의 만다라와 마음챙김에 대한 이야기를 읽어볼 것을 권합니다.

4장 자유 만다라는 빈 원에 명상하며 떠오르는 이미지를 직접 그려보는 만다라 활동을 할 수도 있습니다. 만다라 문양에 익숙해지면 직접 문양을 그려서 색칠할 수 있습니다.

특히, 곡물을 사용하여 곡물 만다라를 할 수 있습니다. 필자는 곡물 만다라를 꼭 해볼 것을 권합니다. 곡물로 만다라를 만들고 명상을 하고, 저녁에 그 곡물로 잡곡밥을 지어 먹습니다. 그러면 자연에 대한 감사와 만다라 명상에 대해 다시금 생각해 보는 귀한 시간이 될 것입니다.

오른쪽의 QR코드를 사용하여 휴대폰에 안내 음성을 재생하면, 호흡 마음챙김 명상 가이드를 따라 초보자도 쉽게 호흡 마음 챙김 명상을 할 수 있습니다.

호흡 마음챙김 명상
안내 음성 QR

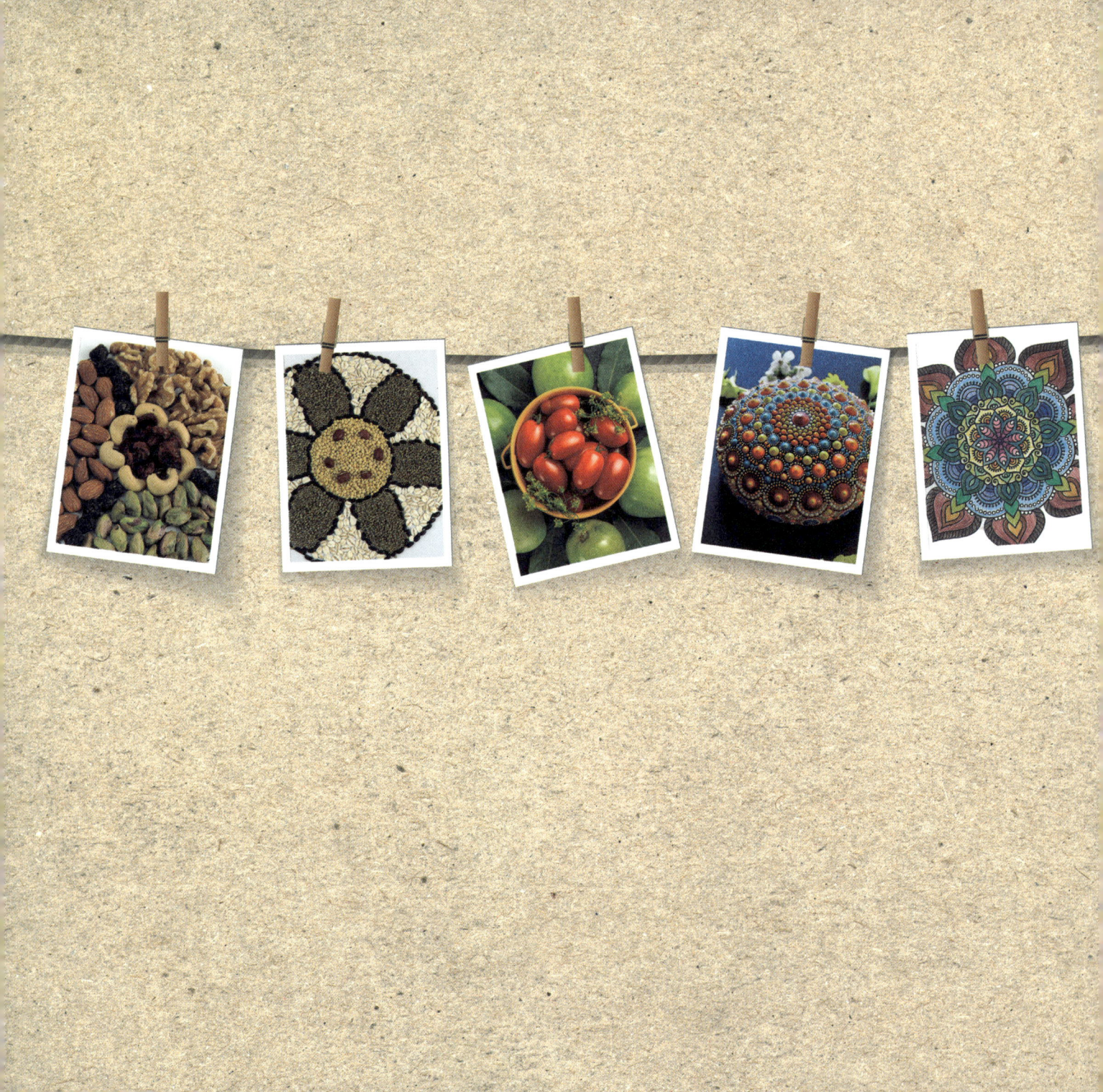

만다라와 마음챙김 CONTENTS

1장 만다라
    만다라 의미
    만다라의 현대적 의미
    만다라 명상
    만다라 색칠 명상
    만다라 색상

2장 마음챙김
    생각의 소용돌이
    마음이 가난한 자
    명상과 스트레스
    마음챙김 명상

3장 문양 만다라

4장 자유 만다라

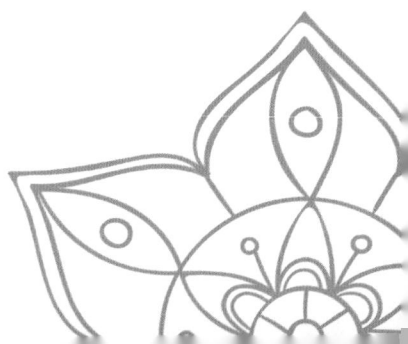

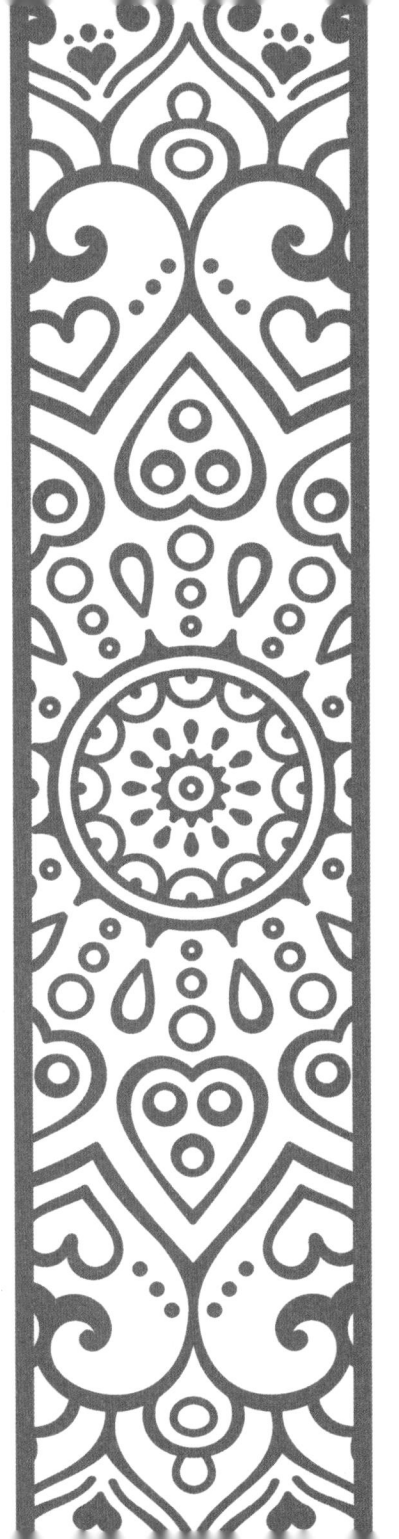

1장 만다라

만다라 첫 수업에서

"만다다 하면 무엇이 떠오르세요?"

물으면 대부분

"동그라미"

라고 대답한다

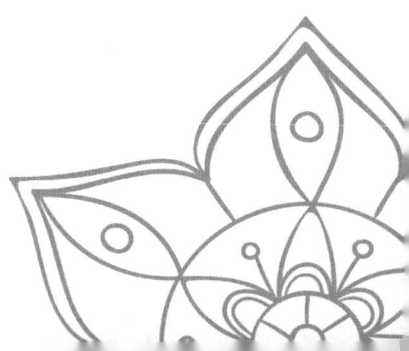

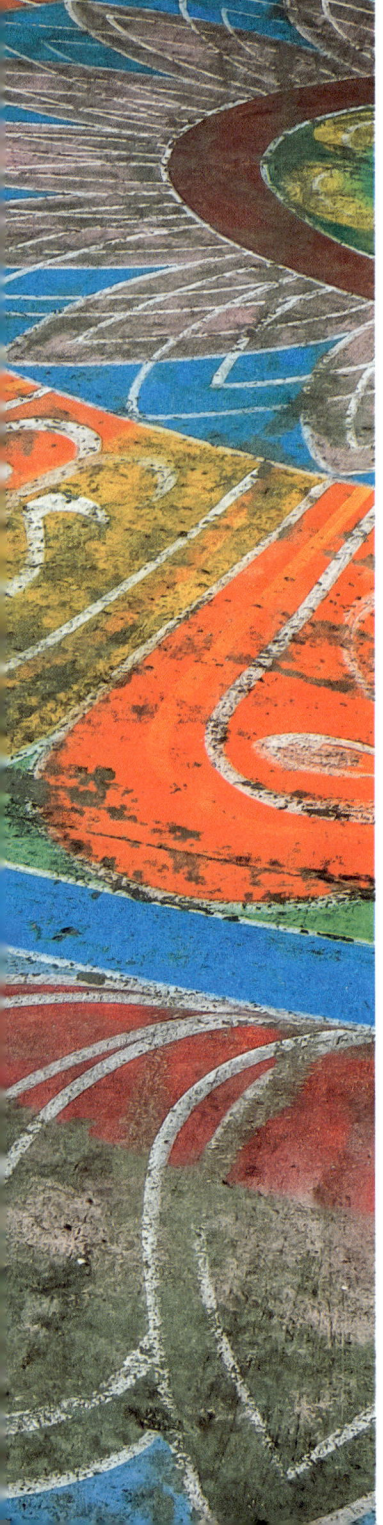

만다라 의미

인도 산스크리트어로 만다라는 원상(圓想)을 의미한다. 또한 어원에 따르면 **"본질을 얻는 것 혹은 마음속 참됨을 갖춤"**을 의미한다.

```
Manda(본질, 참) + la(소유, 성취)  =
            Mandala
(본질을 얻는 것 / 마음속 참됨을 갖춤)
```

만다라는 인류 역사와 함께 오래전부터 유래되었다. 고대인들이 그린 암각화에서도 만다라를 연상시키는 원, 나선형 등이 많이 나타난다. 인류는 알게 모르게 자연의 질서를 경험하며 살아왔고 이런 경험을 만다라 모양으로 표현해왔다.

사람은 둥근 수정란으로 시작하여 둥근 자궁에서 10개월을 보내고 둥근 터널을 지나 둥근 지구에 태어나 삶을 시작한다.

지구는 둥근 태양 주변을 둥글게 공전하며 자전한다. 이렇게 하루와 계절이 순환한다. 사람은 순환하는 하루와 계절 시간 속에서 살아가고, 죽어서 흙이 되어 둥근 지구로 돌아간다.

만다라는 우리 일상 여기저기에 존재한다. '지구, 태양, 보름달, 나무의 나이테, 달팽이, 새집, 과일, 시계, 바퀴, 강강수월래' 등 주변에서 쉽게 원모양을 찾아볼 수 있다.

만다라는 세상을 감싸는 삼라만상 원리에 따라서 만들어진 것이며, 우주의 흐름을 표현한 것이다. 무의식에 깊게 새겨져 있는 상징으로서 다양한 문화 속에 그 모습을 남기고 있다. 12개 동물 자리, 사계절, 별의 일주운동, 멕시코 아즈텍 달력, 스톤헨지, 동굴 벽화 등 만다라 상징의 흔적이 남아있다.

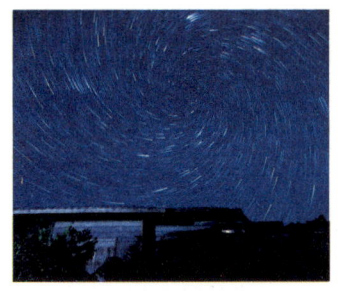 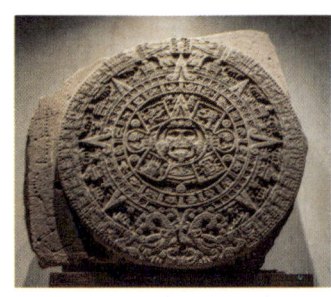 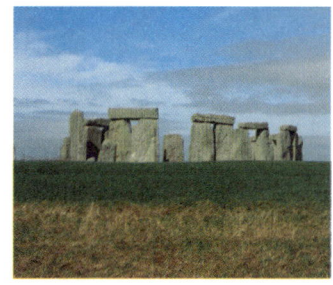

별의 일주운동   아즈텍 달력   스톤헨지

만다라는 정신적 삶이나 초월적 존재의 상징으로 여러 문화권에서 나타난다. 동서양을 막론하고 종교의 종류를 넘어서 만다라는 종교적 수행이나 명상에서 의미 있는 역할을 한다.

인도나 티베트 불교에서는 만다라를 보거나 그리는 것을 종교적 수행 활동으로 여겨왔다. 그리고 12세기 독일의 천주교 수녀 힐데가르트 폰 빙엔(Hildegard von Bingen)은 명상 체험을 만다라 그림으로 그렸다.

이처럼 만다라를 보며 명상을 하거나 만다라를 그리면서 내면의 평화를 얻고 정신 집중 훈련을 해왔다. 더 나아가서는 진리를 깨닫는 도구로 만다라를 사용해왔다.

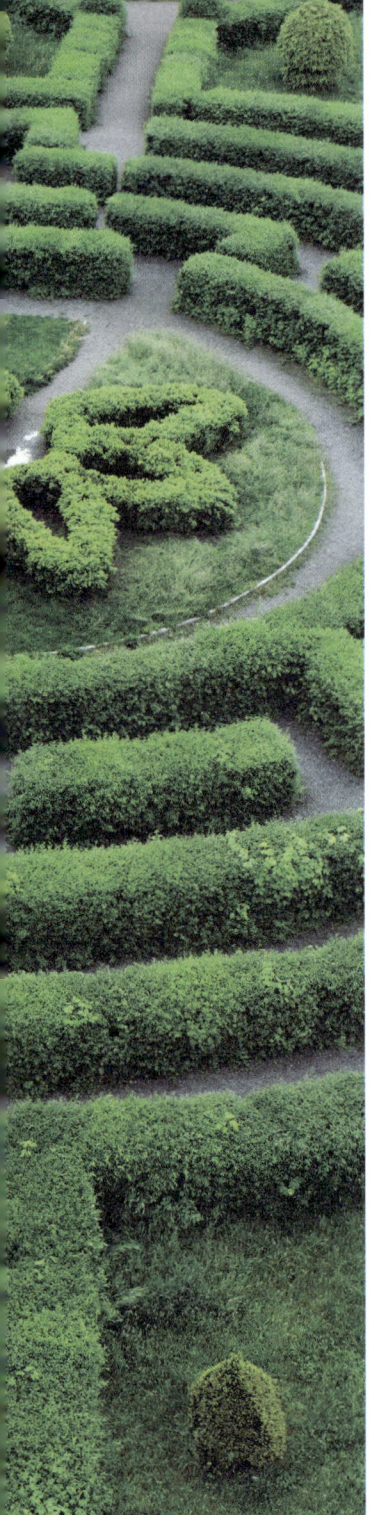

티베트의 만다라 불화가 많이 알려져서 만다라가 동양이나 불교와의 관련성이 큰 것으로 생각하는 사람들이 많다. 하지만 유럽 쪽에서도 영적인 정신상태를 높이기 위해서 만다라를 사용하여 성당 내부나 정원 등 건축물 장식에 사용했다.

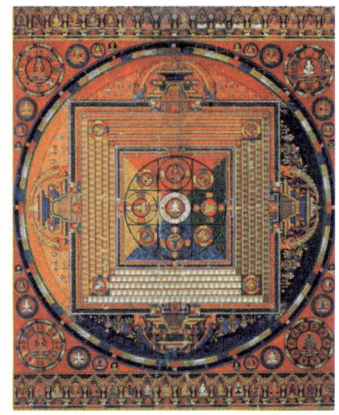
티베트 불화

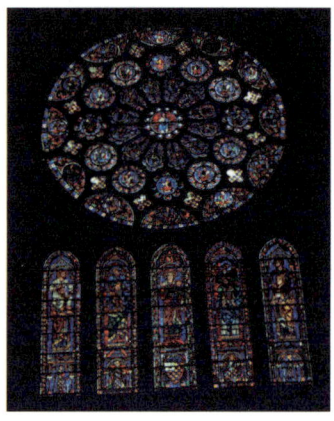
샤르트르대성당 장미창

만다라는 물리적 상징으로만 나타나는 것이 아니라 동작으로도 만들 수 있다. 고대인들은 원형으로 도는 춤을 추면서 해, 달, 별의 움직임을 따라하며 중심을 도는 우주 질서를 그대로 경험하였다. 이들은 중심에 맞춰 균형을 잡으며, 신성한 공간인 만다라를 만들어 신성한 에너지의 전달자가 된다고 믿었다.

이러한 믿음은 여러 문화권에 남아있다 이슬람 신비주의 수피교도는 회전명상춤을 통해 직접 성스러운 경험을 한다. 그리고 인도 힌두교 요가 동작, 승려의 동작 만다라 등에 남아있다.

유럽의 샤르트르대성당 바닥에 만다라 형태의 미로가 있다. 미로 중심을 향해 걸으면서 하는 명상은 신도들이 내면 여행을 하는 데 도움을 줄 수 있다. 또한, 강강수월래처럼 함께 원으로 둘러서 추는 춤도 공동체에 활력을 주는 만다라이다.

만다라에 치유의 힘이 있다고 믿는 문화권도 있다. 치유 능력을 갖춘 원상(圓想)으로 우주의 진리를 기하학적인 모양으로 표현했다. 미국 남서부 지역 나바호 인디언들은 땅에 둥근 장소를 마련하고, 여러 가지 색깔 모래로 만다라를 그린다. 이때 전통 문양 중에서 병을 치료하는데 적절한 문양을 사용하여 그린다. 색 모래 만다라가 완성되면 환자는 그림의 중앙에 앉고 치료 의식을 받는다.

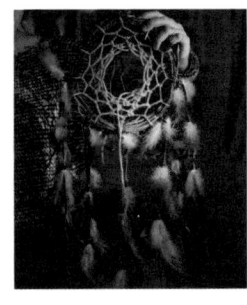

이외에도 인디언들이 악몽을 꾸지 않도록 머리맡에 두고 잠을 자는 드림캐쳐에서도 만다라의 형상을 볼 수 있다.

이처럼 만다라는 전통적으로 개인의 정신 집중을 통해 내면의 질서를 만들고, 자신의 내면을 성찰하는 명상 도구로서 알려져 왔다.

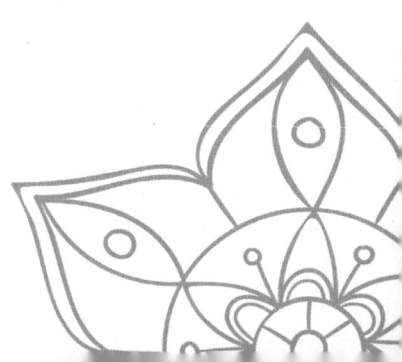

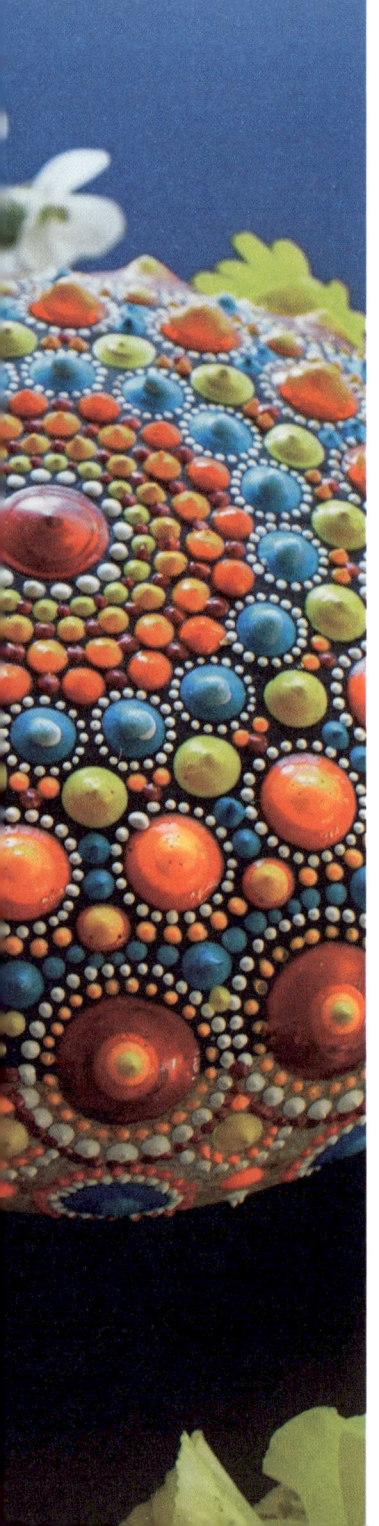

만다라의 현대적 의미

스위스 심리학자 칼 융(Cal G. Jung)은 삼라만상 원리에 따라 우주의 흐름을 표현하는 동양적 개념의 만다라를 서양인들에게 처음으로 소개하였다.

프로이트의 제자였던 융은 스승과의 견해 차이로 결별하면서 은둔생활을 할 정도로 정신적인 어려움을 겪었다. 이 시기에 융은 거의 매일 원 형태의 그림을 그렸고, 점차 그 그림들이 자신의 무의식을 표현하고 있다는 것을 발견하였다. 그리고 이런 과정을 통해 스스로 치유되고 있다는 것을 경험하면서 만다라의 심리 치유 기능을 알게 되었다.

그 이후부터 융은 자신의 환자들에게 만다라 그리기를 심리 치료나 자아 성찰을 위해 사용하였다. 실제로 노벨문학상 수상자인 헤르만 헤세도 심한 우울증과 신경쇠약으로 어려움을 겪고 있었는데 융은 그에게 만다라 그리기를 권하였다.

> "만다라는 내면의 무의식을 보여준다."
> - 칼 융

현대에 들어서 만다라는 우울감과 스트레스 완화를 위한 심리 치료 도구, 집중력과 창의성을 키우는 교육 도구, 그리고 자아성찰 및 마음수양을 위한 수행 도구 등 다양하게 사용되고 있다.

만다라 명상

스티브 잡스, 빌 게이츠, 오프라 윈프리, 유발 하라리 등 시대를 이끌어가는 상당수 사람들이 명상을 즐긴다. 혁신적이고 빠르게 변화하는 디지털 시대를 살아가는 현대인들은 명상을 통해 천천히 자신의 내면을 성찰하여 영감과 통찰을 얻고자 한다. 그리고 이 과정을 통해 삶의 중심을 잡고 마음의 평화를 찾으려고 한다. 실제로 명상은 스트레스 완화, 우울감 감소, 통증 완화, 혈압 관리 등에 효과가 있음이 여러 연구결과를 통해 입증되었다.

> "마음의 고통에서 벗어나 아무런 왜곡없는 순수한 마음 상태로 돌아가는 것을 초월(transcendence)이라 하며 이를 실천하려는 것이 명상이다."
>
> (심리학 용어 사전)

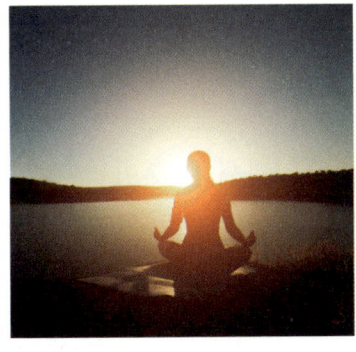

명상법에는 여러 가지가 있으며 만다라 명상도 그중 하나이다. 만다라 명상법은 만다라를 보며 묵상하거나, 만다라를 제작하면서 명상을 하는 것이다. 빈 원상(圓想)을 보며 명상을 하고 마음속에 떠오르는 것들을 원에 직접 그리거나 대칭 문양을 그려넣기도 한다. 그려진 만다라 문양을 색칠하면서 명상할 수도 있다.

시간적 여유가 없거나 그림을 그리는 것이 부담스러운 사람들에게는 만다라 문양 패턴을 사용하는 만다라 색칠 명상이 주의력 향상이나 내면의 평화를 찾는 데 좋은 방법이 된다.

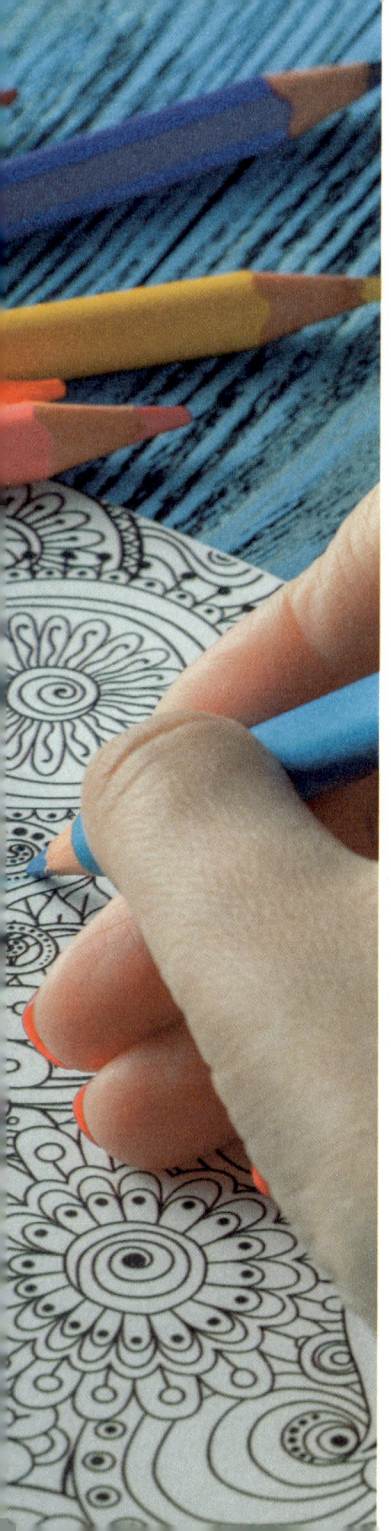

만다라 색칠 명상

만다라 색칠 명상을 하기 위해서 명상에 대한 전문 지식이나 특별한 미술 재능은 필요없다. 혼자 있는 시간과 색칠 도구만 있다면 언제든지 누구나 쉽게 할 수 있다.

만다라 문양을 다 색칠한 뒤, 완성된 그림을 보며 떠오르는 생각이나 감정을 짧은 글로 표현한다. 이것은 자신의 마음을 알아차리는데 도움이 된다. 하지만 색칠 명상이 모든 사람에게 도움이 되는 것은 아니다.

> 색칠할 때 손에 힘을 주게 된다. 그래서 **손가락이나 손목에 류머티즘성 관절염이나 손목 터널 증후군 등 염증이나 통증이 있는 사람은 색칠 활동을 안하는 것**이 좋다. 색 모래를 사용하거나 만다라 보기 명상을 한다든지 손가락과 손목에 무리가 가지 않는 방법들을 사용하도록 한다.

만다라 제작을 위해서 색연필, 파스텔 등 채색 도구만 사용할 필요는 없다. 색 모래, 곡물, 견과, 채소, 나뭇잎, 꽃 등 주변에서 쉽게 구할 수 있는 자연재료를 사용할 수 있다.

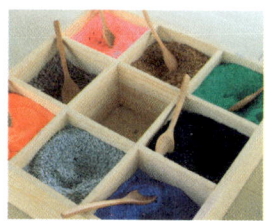 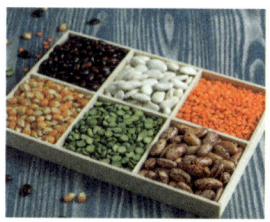 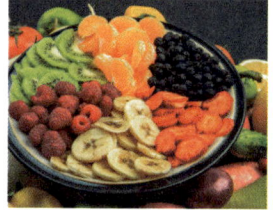

마음 건강에 관심이 많은 사람들은 몸 건강에도 관심이 높다. 그래서 필자는 마음 건강을 챙기는 집단상담 프로그램에서 심신(心)의 건강을 함께 챙길 수 있는 곡물 만다라를 적극 활용하고 있다.

수업 시간에 5~6가지 다른 색상의 곡물을 직접 만지면서 관찰하고, 또 그 곡물을 사용하여 곡물 만다라를 만든다. 이 과정에서 자연의 소중함을 느끼고 자연과 교감을 경험한다. 만다라 활동을 하고 나서 사용한 곡물로 정성껏 잡곡밥을 지어 저녁상에 올리면 건강을 생각하는 마음밥상이 완성된다.

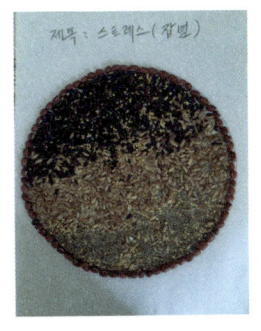 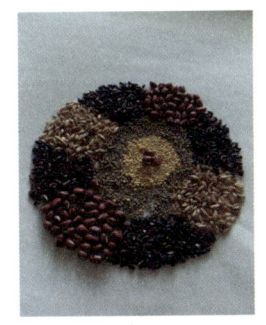 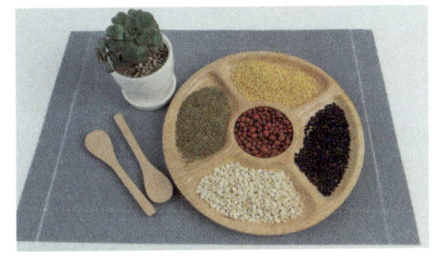

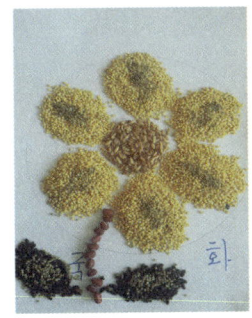 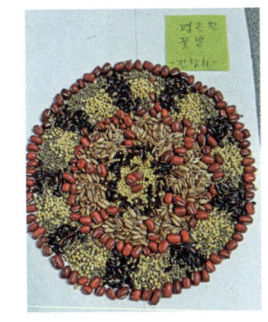 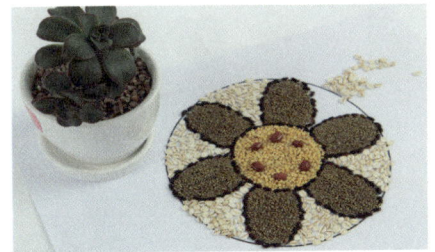

곡물 만다라 수업 참여자 작품

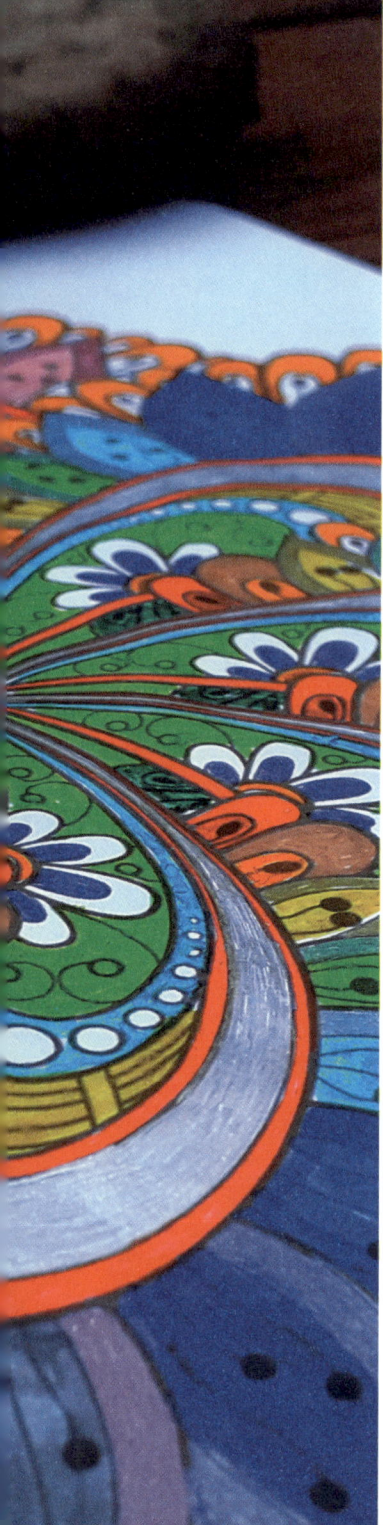

우리는 스트레스와 불안을 느끼게 하는 상황에 자주 처하게 된다. 하지만 이런 부정적인 정서를 바로 해소하는 것이 힘들다. 해소되지 못한 정서들이 하나둘 마음속에 축적되면 딱히 원인을 알 수 없는 우울감으로 나타날 수 있다. 그래서 건강한 삶을 위해서는 스트레스와 불안을 완화하려고 노력해야 한다.

여러 가지 방법들이 있겠지만 만다라 색칠 명상은 스트레스 완화와 마음의 안정을 가져오는 쉬운 방법 중 하나이다. 색칠하면서 현재 처한 고민이나 걱정 등 부정적인 생각들을 잠시 멈추고 벗어날 수 있다.

문양을 색칠한 뒤 명상을 할 때 외부 환경에 쏠린 관심을 내면에 집중하여 자기에 대해 깊이 이해할 수 있다. 만다라 색칠 명상을 통해 기대할 수 있는 효과를 정리하면 다음과 같다.

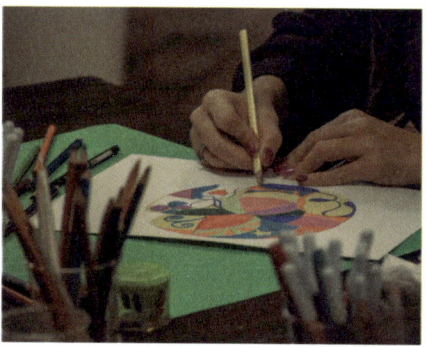

1. 주의 집중력 향상
2. 창의력 향상
3. 스트레스 완화
4. 정서적 안정감
5. 자아 성찰
6. 문제 해결 능력 향상

만다라 색칠 명상은 복잡하게 준비하지 않아도 자투리 시간을 활용하여 마음을 들여다보고 다독거릴 수 있다.

만다라 색칠 명상 방법에는 특별한 규칙이 없다. 문양을 색칠하는 방법에도 정해진 바가 없다. 안쪽에서 바깥쪽으로 색칠을 하든, 바깥쪽에서 안쪽으로 색칠을 하든 마음 가는 대로 색칠한다. 그래도 만다라를 색칠하면서 자신의 내면에 더 집중하여 성찰하려면, 되도록 여기저기 방향을 바꾸면서 칠하지 않도록 한다. 문양을 전부 칠해도 되고 여백을 남겨도 되며 원하는 만큼 색칠한다.

만다라 색칠을 완성하는 데는 일반적으로 40분에서 1시간 정도 걸린다. 하지만 개인마다 꼼꼼한 정도가 다르고 색칠하는 속도가 다르다. 만다라 색칠을 다 못한 경우 나중에 다시 색칠하는 것은 바람직하지 않다. 만다라 색칠 명상은 활동하는 그 시기의 자신의 감정과 기분을 담는 것이기 때문에 시간이 지나서 나중에 다시 색칠하는 것은 별로 큰 의미가 없다. 차라리 새로 만다라 활동을 시작하도록 한다.

문양 만다라 패턴을 선택할 때는 그 순간에 마음에 드는 것을 선택한다. 피곤하고 긴장된 상태라면 문양이 작고 뚜렷한 선으로 구성된 것이 좋다. 기분이 가라앉아 있거나 마음이 우울할 때는 리듬감있게 반복되는 여러 개의 작은 원이나 장미 모양으로 구성된 경쾌한 문양이 좋다. 그리고 만다라 색칠 명상을 처음 하는 사람들은 되도록 단순하고 큰 만다라 문양을 선택하도록 한다. 만다라 문양에 익숙해지면 직접 만다라를 그려서 제작할 수 있다.

문양을 선택한 뒤, 눈을 감고 자신의 감정과 기분을 느껴본다. 그리고 마음속에 색상을 떠올리고 그 색상은 반드시 만다라 문양을 색칠하는 데 사용하도록 한다. 색을 떠올리기 힘들었다면 즉흥적으로 색상들을 선택한다. 이러한 색상들은 만다라 완성한 뒤, 색의 개인적 의미를 해석하는데 좋은 재료가 된다.

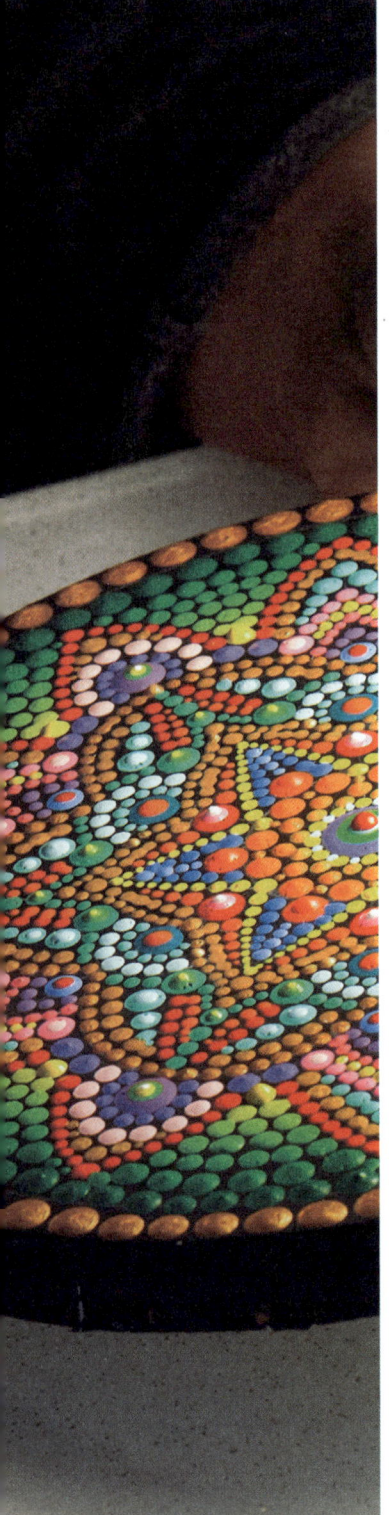

스트레스가 크거나 마음이 복잡해서 한 장의 색칠만으로 마음이 진정되지 않는다면 연속해서 2~3장을 색칠하여 마음을 풀어내는 것도 좋다.

일반적인 만다라 색칠 명상 방법을 정리해보면 다음과 같다.

1. **만다라 색칠 명상을 하기 위한 조용한 공간을 마련**한다. 조용한 음악이나 클래식 음악을 틀어서 주위 소음을 차단하면 좋다.
2. **색칠하고 싶은 문양을 선택한다**. 이때 활동 시간이 제한되어 있다면 활동 시간을 생각해서 문양을 선택하는 것이 좋다.
3. 몇 번 정도 **깊게 숨을 쉬며 마음을 차분하게** 안정시킨다.
4. 문양을 잠시 쳐다보면 **떠오르는 색상들을 선택**한다.
5. 문양을 **자유롭게 색칠**한다.
6. 문양을 다 색칠한 뒤 **떠오르는 생각이나 느낌을 짧게 정리해서 글로 적거나 제목**을 붙인다.
7. 좀 더 마음의 성찰이 필요하다면 색칠 활동에 이어서 **마음챙김 명상호흡**을 한다. 10분에서 15분 정도가 좋다.

만다라 색상

만다라에 사용한 색상은 그린 사람의 무의식이 보내는 메시지이다. 그래서 만다라 색상을 이해한다는 것은 마음의 메시지를 이해하는 것이다. 그림의 색상은 색칠하는 사람의 당시 생각과 느낌, 직관을 그대로 표현하기 때문에 같은 색상이라도 사용할 때마다 그 의미가 달라질 수 있다. 그래서 일반적으로 색을 해석을 하는 것보다 그린 사람의 느낌과 이미지에 대한 인상을 고려해서 색의 개인적 의미를 찾아본다.

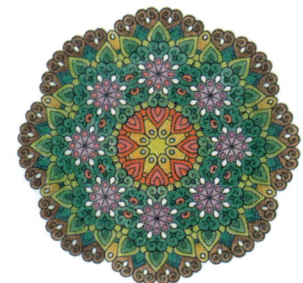

좋아하는 색과 자주 선택하는 색은 시기에 따라서 변할 수 있다. 아이들은 원색을 좋아하고 즉흥적으로 색을 선택한다. 그러나 성인들은 자신의 감정을 드러낼 수 있는 직관적인 색상을 선택하는 데 망설이는 경향이 있고, 전체적인 조화와 균형을 고려해서 계산적으로 색을 선택하는 경우가 많다.

만다라는 마음을 살피는 활동이기 때문에 굳이 아름답게 구성하려고 색을 계산적으로 선택하지 말고, 현재의 기분에 따라 즉흥적으로 선택하도록 한다. 완성된 만다라를 보며 사용한 색의 의미를 살펴보면 현재 마음 상태를 바라볼 수 있다.

일차색(빨강, 파랑, 노랑)과 이차색(주황, 녹색, 보라)은 정신적 심리적으로 의미가 있다. 따뜻한 계열의 색상들은 그린 사람의 감정을 더 많이 표현한다. 그리고 차가운 색상들은 마음을 차분하게 만들어 해결해야 하는 문제들을 합리적으로 바라볼 수 있도록 마음을 안정시킨다.

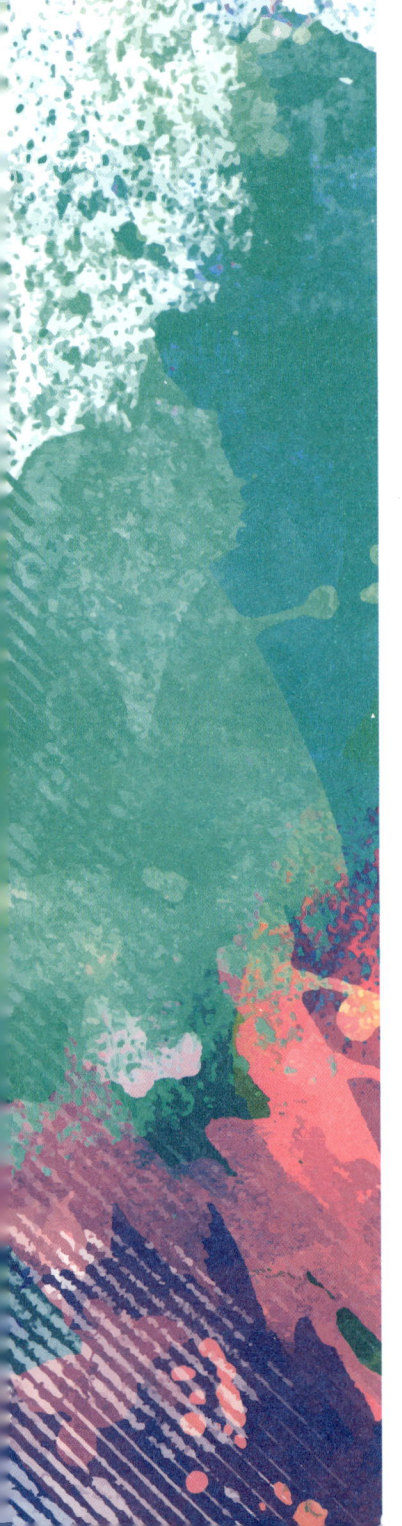

희미하게 색칠을 하는 것은 피곤해서 그럴수도 있고, 자신을 신뢰하지 못하거나 우울한 기분탓일 수도 있다.

만다라에 사용된 색을 이해하기 위해서 중앙에 위치한 색, 처음 선택한 색, 가장 많이 사용한 색에 대해서 개인적 의미를 찾아본다.

그림에 사용된 색의 일반적인 의미를 정리하면 다음과 같다.

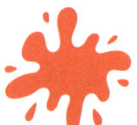 빨강은 불과 태양을 상징한다. 그리고 따뜻함과 온기를 나타낸다. 온기와 생기를 주며 강한 자극을 일으키기도 한다.

긍정적 의미는 건강하게 생존하고 더 큰 내면의 지혜를 얻고자 하는 의지를 나타낸다. 부정적 의미는 트라우마, 파괴적 분노, 고통을 의미한다 그림 속에 빨강이 많으면 마음이 힘든 상태일 수 있고, 너무 적으면 수동적이고 자기 주장을 잘 못할 수 있다.

- 긍정 키워드: 활력, 사랑, 열정, 힘, 권위, 생명력, 용기, 의지, 즉흥성, 정직, 용서, 자유, 진취, 외향적
- 부정 키워드: 분노, 미움, 자기연민, 지배적, 오만함, 잔인함, 급한 성격, 증오, 공격, 흥분, 고통, 무례함

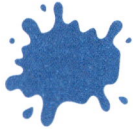 파랑은 물, 바다와 하늘을 상징한다. 비현실성, 영원성을 의미한다. 상황에 따라서 불안, 공허함을 의미하기도 한다.

파랑은 감정을 조절하고 순응시키는 작용을 하여 자신을 억누르는 인상을 줄 수 있다. 파랑이 너무 많으면 상실, 슬픔 등 마음의 어두운 측면을 드러내는 것일 수 있다. 또한, 어려움을 이겨 내고 자기발전을 하는 성숙의 과정을 나타낼 수 있다.

파랑은 어머니처럼 돌본다는 의미와 연관이 많다. 밝은 파랑은 조건없는 사랑과 보살핌을 나타낸다. 어두운 파랑은 지배적이고 주도적인 어머니상을 의미할 수 있다. 남성의 경우는 수동적일 수 있다.

- 긍정 키워드: 고요, 안전, 성실, 평화, 세련됨, 침착함, 다정함, 풍부한 창의력
- 부정 키워드: 무력함, 공허함, 권태, 불성실함, 불안, 의심이 많음, 냉담함

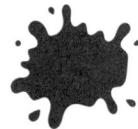 보라는 빨강과 파랑이 혼합된 색상으로 따뜻함과 차가움을 동시에 갖고 있다. 심리적으로는 불안정과 창의성, 능동성과 수동성, 이성과 정열 사이의 균형을 나타낸다.

일반적으로 슬픔과 고통을 상징하고 종교적으로는 참회와 단식의 의미가 있다. 신비함을 주는 색상으로 초감각적인 것을 상징하기도 한다. 만다라에 보라색이 많이 나타나면 마음속에 사회적 위치나 역할에 대해 긴장감을 느낀다는 것을 나타낼 수 있다. 너무 많이 사용되면 자기 중심적이고 권위적인 측면을 의미할 수 있다.

- 긍정 키워드: 영성, 신비주의, 신비한 힘, 영감, 강한 정서, 상상력, 정신력, 친절함, 자기희생, 순수한 이성주의자, 인도주의, 화려함
- 부정 키워드: 우울, 고통, 포기, 침체, 노이로제 경향, 내적 긴장감, 불성실함, 사치, 허영, 광신적

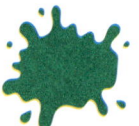 초록은 자연과 봄을 상징한다. 파랑과 노랑이 균형있게 섞인 초록은 긍정적이고 조화로운 자기 발전을 의미한다.

초록은 보호해 주고 보살펴 주는 강한 능력, 자연에 대한 동경, 내면 치유의 힘과 창의력을 나타낼 수 있다. 짙은 초록은 안정된 자신감과 자존감을 표현한다. 검은 초록색은 죽음, 위험 등을 의미할 수 있다. 황록색은 자제력이 없는 열정이나 욕심을 드러내기도 한다.

- 긍정 키워드: 균형, 성장, 안전, 중립, 평화, 자연, 저항력, 희망, 치유, 완쾌, 건강, 인내심, 명성, 이해심 있음, 자제력, 관대함, 건전함, 적응력이 있음, 동정심 있음
- 부정 키워드: 욕심, 권력, 소유욕, 무자비함, 인색함, 잔인함, 판별력 부족, 돈 문제에 부정직함, 미성숙함, 단조로움

 노랑은 태양을 상징하며, 밝음과 지혜로움의 본성을 갖고 있다. 생동감, 명랑성, 자유로움 그리고 활동성을 준다.

노랑은 자기애가 잘 정립되어 있고 당당하고 에너지가 넘치는 것을 의미할 수 있다. 즉, 건강한 자존감과 새로운 것에 대한 열린 마음, 균형잡힌 인성을 나타낼 수 있다. 그러나 노랑이 항상 많이 나타난다면 갈등을 극복하는 시기 혹은 내면화된 아버지의 영향에서 벗어나려는 시기임을 의미할 수 있다.

- 긍정 키워드: 기쁨, 자유, 발전, 지성, 지혜, 사교성, 깨달음, 직관, 명쾌한 사고, 빛, 낙관적, 긍정, 부귀, 행복함, 자신감

- 부정 키워드: 질투, 자기 과대평가, 회의적, 소심함, 비겁함, 불안, 아첨을 잘함, 퇴행

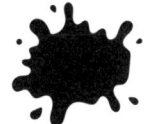
검정은 밤과 어둠을 상징하고 죽음과 그림자를 의미한다. 부정, 악, 슬픔, 금욕, 금기, 공허 등을 나타내기도 한다. 또한, 자기방어, 폐쇄적, 포기, 반항 등 부정적인 의미를 갖는다.

검정은 죽음, 상실, 슬픔에 맞서는 것을 의미할 수 있다. 자기 내면의 부정적인 인성을 통합하고자 하는 상태를 나타낼 수도 있다. 또한, 그림을 그릴 때 검정이 주위 색상을 더욱 생생하게 보이게 하는 것처럼 사람의 성격을 조금 더 풍부하고 깊이 있게 해주기도 한다.

- 긍정 키워드: 복구, 개혁, 가치, 회귀, 엄숙, 품위, 우아함, 세련
- 부정 키워드: 죽음, 고독, 파괴, 권태, 강요, 공포, 두려움, 상실, 정체 상태, 우울

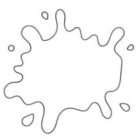
흰색은 밝음, 빛, 신을 상징한다. 그리고 깨달음, 완전함, 부활을 의미할 수 있다. 흰색이 많으면 영적 심오함과 변화를 받아들이려는 태도를 나타내기도 한다.

반면에 심리적으로 압박을 크게 받고 있음을 의미할 수 있다.

- 긍정 키워드: 순결, 구원, 완전성, 정직, 진실, 지혜, 정화, 영적 풍요로움, 고결함
- 부정 키워드: 차가움, 두려움, 공허, 삭막함, 죽음, 심리적 압박감, 감춰진 감정과 정열, 화

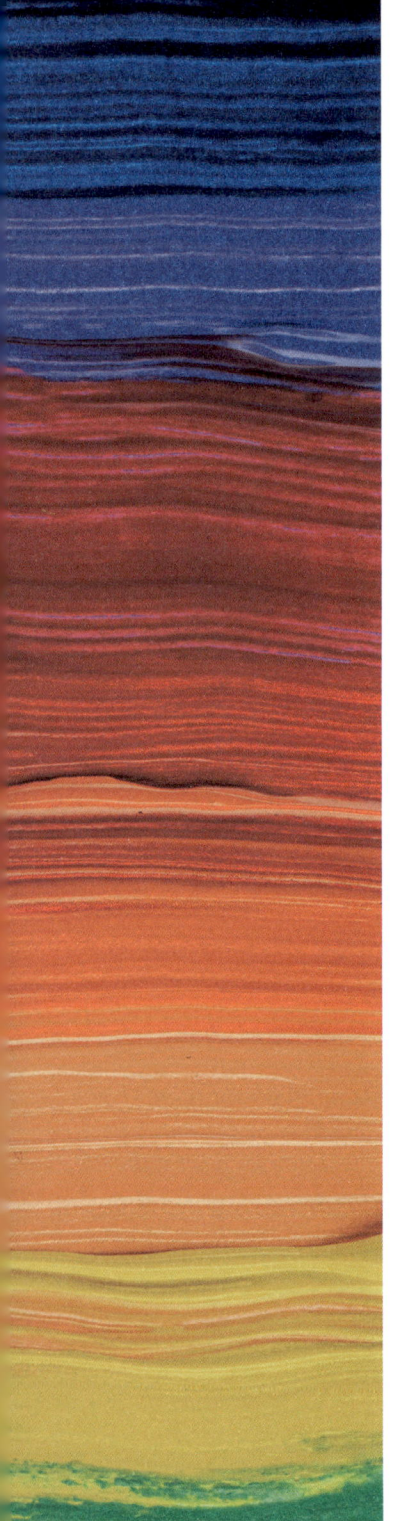

 회색은 안개와 비구름을 상징한다. 그리고 머뭇거림, 수동적, 조용함을 의미한다. 대립되는 것을 피하고 공격적인 표현을 억제하는 색이다.
변화를 바라지 않고 생동감을 거부하는 것을 의미하기도 한다.

- 긍정 키워드: 참회, 지혜, 중립, 성숙, 조용함, 차분함
- 부정 키워드: 우울, 무기력, 무관심, 고독, 현실외면, 억제

 따뜻한 갈색 계열인 황갈색이나 붉은 갈색은 대지를 상징하며 생명과 따뜻함을 나타낸다. 모성애와 자연의 비옥함을 의미하며 소박함과 겸손함을 나타낸다. 그러나 차가운 갈색은 불모지를 상징하며 퇴락, 경멸, 무시 등을 나타낸다. 엄격한 교육과 훈련을 나타내기도 하고 결벽증을 표현하기도 한다. 갈색은 일반적으로 수동적인 느낌을 주며 인내와 지구력을 나타낸다. 갈색이 많으면 자신감이 부족하거나 보호와 안정감에 대한 욕구를 의미할 수 있다.

- 긍정 키워드: 고난의 시기를 극복, 부드러움, 자연, 온화함, 소박함, 안정적, 검소함
- 부정 키워드: 가난, 억압, 낡은, 보수적, 결벽증

 주황은 빨강과 노랑이 혼합된 색상으로 긍정적인 면과 부정적인 면을 동시에 나타낼 수 있다. 즐거움, 사랑, 따뜻함, 강함, 용기를 나타내면서 불안정, 동요, 경계를 의미하기도 한다 .

- 긍정 키워드: 낙천주의, 생명력, 개방성, 에너지, 친절, 열정, 활동성, 독립적, 자기신뢰, 자기확신, 기쁨, 용기, 사교적, 즐거움, 유쾌함
- 부정 키워드: 자기과시, 권세욕, 병적인 거식증 혹은 폭식증, 거만함, 경망함, 불안, 변덕

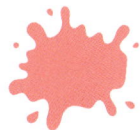 분홍은 섬세한 감정과 강한 보호 욕구를 나타낸다. 그림에 많이 사용하면 불안과 충동을 드러내며, 병을 감추거나 스트레스가 크다는 것을 의미할 수 있다.

- 긍정 키워드: 부드러움, 헌신, 자제력, 낭만, 활발, 희망, 순진, 사랑, 여성성
- 부정 키워드: 억제, 보호욕구, 경쟁심, 질투, 촌스러움, 허약함

색상을 선택하는 것을 사람의 몸과 마음 상태 그리고 문화적인 배경 등 여러 가지요소에 영향을 받기 때문에 색상의 사용 의미를 일률적으로 적용시킬 수 없다. 따라서 만다라 색상을 이해하기 위해서는 그림의 전반적 분위기와 그린 사람의 이야기를 충분히 들어보고 신중하게 판단하여야 한다.

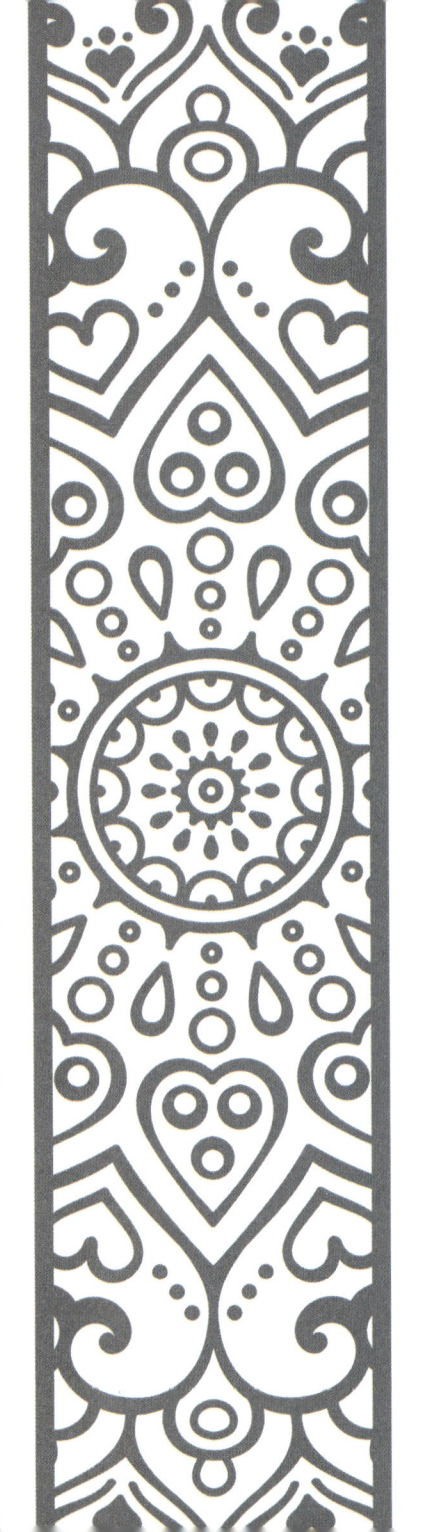

2장 마음챙김

When I find myself in times of trouble
Mother Mary comes to me

Speaking **words of wisdom**
Let it be.

– Beatles, "Let It Be"

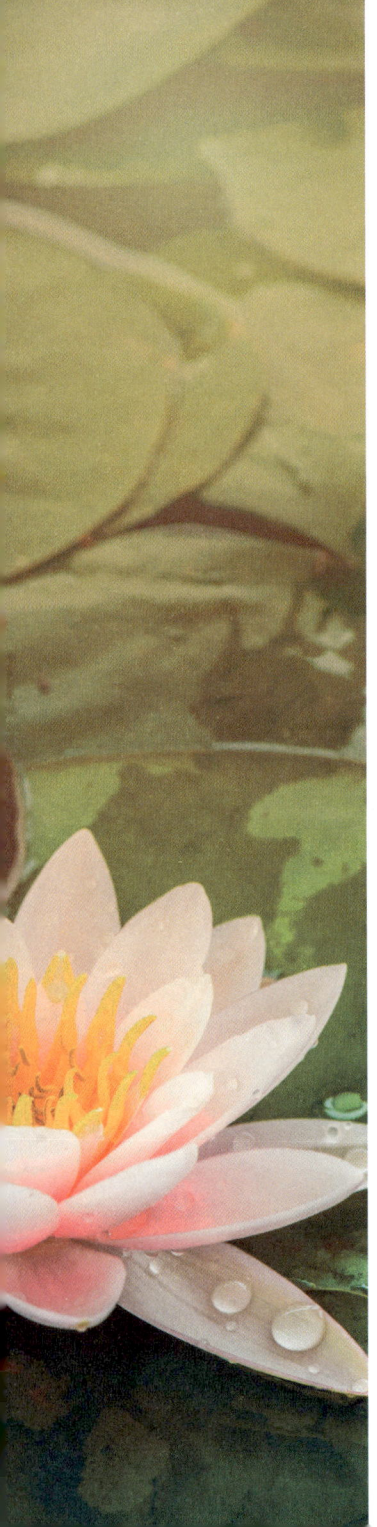

생각의 소용돌이

시간이 지나면 별일도 아닌 실수로 온종일 신경이 쓰이고, 밤에 자려고 하는데 자꾸 그 일이 머릿속에 맴돌아 이불을 찬 경험 한 번쯤은 누구나 갖고 있을 것이다. 그 일을 곱씹고 또 곱씹으며 후회하고 또 자신을 비난하기도 한다.

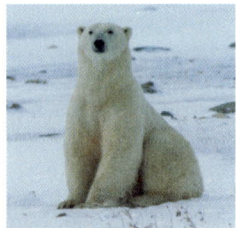 사람은 특정한 생각을 하지 말라고 하면 더 하며 곱씹는 경향이 있다. 이를 백곰 효과라고 한다. 백곰을 생각하지 않도록 하자 사람들이 더 백곰을 생각했다는 연구 결과에서 붙여진 심리학 용어이다.

불안, 우울, 슬픔, 불행 등 부정적인 감정이나 생각을 하게 되는 것도 삶의 일부이며 특정한 사건에 대해 일어날 수 있는 자연스러운 상황이다. 그냥 내버려두면 시간이 지나면서 자연스럽게 사라지거나 수그러들기 마련이다.

하지만 사람들은 대부분 불행이나 슬픔을 겪게 되면 그냥 두지 못하고 이런 감정들이나 상황을 해결하려고 자꾸 무엇인가 해야 한다고 느낀다. 그럴수록 오히려 감정의 소용돌이에 빠진다. 헤어나오려고 할수록 더 빠져들어 간다.

지난 일임에도 반추의 덫에서 걸려 빠져 나오지 못하면 부정적인 감정과 생각에 시달리고 결국 우울감으로 악화될 수 있다. 그래서 맴도는 생각을 멈추고 지금-여기에 집중하는 마음의 여유가 필요하다.

생각을 멈추는 방법이 있을까? 없다. 생각은 살아있는 생명체처럼 끊임없이 떠오르고 사라진다. 마음은 바다의 파도처럼 계속 일렁인다. 그럼 어떻게 해야 할까? 백곰효과에서 힌트를 얻어보자.

생각을 안 하려면 더 생각이 나기 때문에 오히려 생각이 떠올랐음을 인정하고, 그 생각이 떠오르는 것에 대해 스트레스를 받지 않도록 한다. 생각을 안하려고 노력하지 않는 것이다.

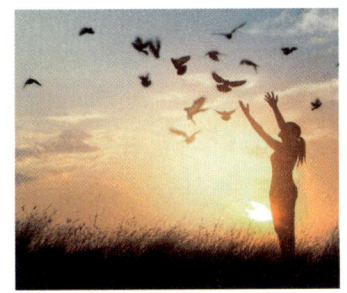

생각이 떠오르면 "아, 생각이 떠올랐구나" 알아차리고 생각이 떠올랐다는 사실을 그냥 자연스럽게 받아들인다. 그리고 지금-여기에 다시 집중을 한다. 또 그 생각이 떠오르면 "아, 생각이 떠올랐구나" 그냥 인정하고 즉각 지금-여기에 다시 집중을 한다. 이렇게 하다보면 자연스럽게 그 생각에서 벗어나게 된다.

물론 이런 '알아차림'과 '인정하기' 과정을 반복하는 것이 쉽지 않다. 그래도 계속 하다보면 적어도 생각과 감정의 소용돌이에 무기력하게 휩쓸지 않는다. 그리고 반추의 덫에 쉽게 걸리지 않는다.

파도치는 마음을 안정시키고 고요하게 만들려고 할수록 마음은 더 요동을 친다. 억지로 마음을 누르지 않고 자연스럽게 마음을 안정시키려면 다른 대상에게 의도적으로 주의를 집중하는 것이 효과적이다.

주의 집중할 대상은 중립적인 것이 좋다. 감정이 강하게 실린 것이나 강한 호기심을 일으키는 것은 좋지 않다. 그래서 호흡을 주의 집중 대상으로 오래전부터 많이 사용해 왔다.

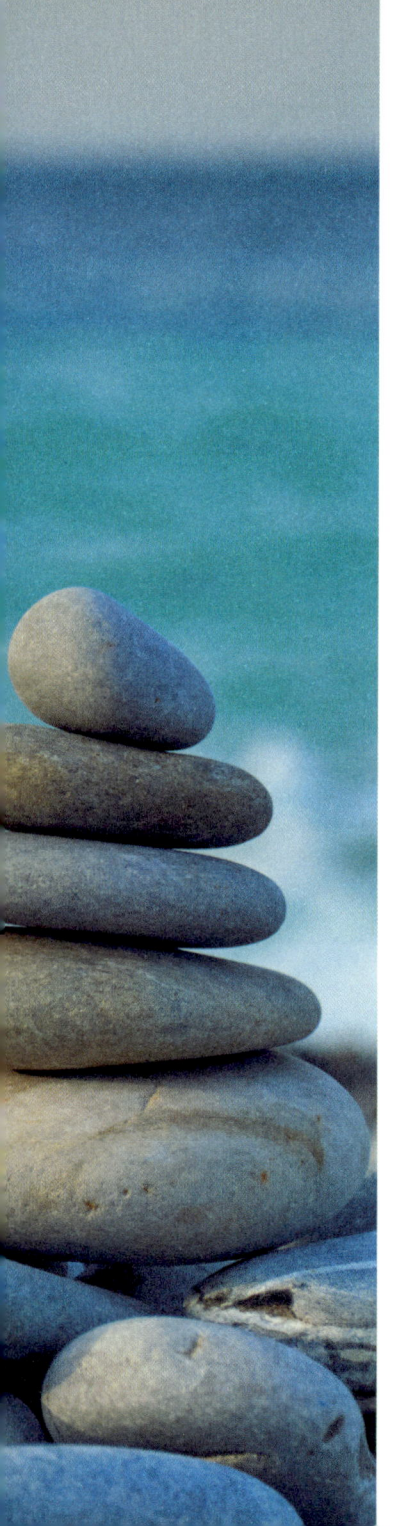

신발을 사야겠다는 마음을 먹으면 자꾸 사람들의 신발에 눈이 간다. 사람들은 관심이나 욕구가 있는 대상에 주의를 기울인다. 주의를 기울일 대상의 선택은 주로 욕구에 의해 좌우된다.

주의를 주었다고 그 대상들을 모두 의식하는 것은 아니다. 어느 정도 이하로 주의를 준다면 거의 의식되지 않는다. 즉, '알아차림'을 할 수 없다. 숙달된 일들은 아주 적은 주의만으로도 충분히 할 수 있기 때문에 의식없이도 잘 할 수 있다. 예를 들면, 젓가락으로 음식을 집고 그것을 정확하게 입에 넣는 일은 한국인이라면 아주 쉽다. 주의가 많이 요구되는 일이 아니다. 그래서 젓가락으로 음식을 먹으면서 대화를 할 수 있는 것이다. 운전 할 때도 마찬가지다.

주의를 주는 것은 선택 과정이다. 한 번에 주의를 기울일 때 사용할 수 있는 정신 자원(mental resource)은 제한되어 있다. 따라서 어떤 것에 주의를 기울일지 선택하는 것은 중요한 문제이다. 주의를 준다는 것은 제로섬(Zero-sum) 게임이다. 한 쪽에 주의를 많이 주면 다른 쪽에는 그만큼 주의를 적게 줄 수 밖에 없다. 따라서 욕구와 생각에 무관한 곳으로 많이 주의 집중하면 원래의 욕구와 생각에는 주의가 거의 가지 않게 되는 것이다.

지금 꼬리에 꼬리를 무는 욕구나 생각에서 벗어나고 싶다면 이와 무관한 일이나 생각에 주의를 집중한다. 그러면 욕구나 생각의 고리를 끊을 수 있을 것이다.

마음이 가난한 자

어린 시절 성경공부 시간에 '심령이 가난한 자'가 무엇인지 물은 적이 있었다. '마음이 가난한 사람'이라는 답변을 듣고 오히려 궁금증만 커졌던 기억이 있다. 마음이 가난한 상태는 어떤 상태일까?

> **"심령이 가난한 자는 복이 있나니 천국이 저희 것임이요…"**
> – 마태복음 5:3
>
> 마음을 비운 사람, 욕심을 내려놓은 사람, 그런 허심한 사람이 복이 있다는 말이다. '복이 있다'는 것은 축복받은 상태가 된다(blessed)는 말이다. '천국이 저희 것'이라는 것도 다른 말이 아니다. 욕망에서 자유로운 상태가 되면, 즉 욕망의 지배에서 벗어나면, 고통과 괴로움이 사라지니 (혹은 덜게 되니) 그게 곧 천국이라는 말이다. 욕망은 고통의 원인이니, 원인인 욕망이 비워지면 결과인 고통도 사라진다. '이것이 있으므로 저것이 있고, 이것이 없으므로 저것이 없다…' 불교의 이른바 인연법이다. 예수도 이미 이것을 통찰하고 있었던 셈이다.
>
> 출처 : "아침을 열며-"마음이 가난한 자는 복이 있나니…", 이수정 창원대 교수, 경남도민신문
> (http://www.gndomin.com/news/articleView.html?idxno=230950)

마음이 가난한 상태는 아마도 욕구와 생각을 내려놓은 상태일 것이다. 욕구와 생각이 많다면 상황이나 사물을 바라볼 때 있는 그대로 보는 것이 아니라 자기가 원하는 대로 자기 생각대로 바라본다.

명상과 스트레스

욕구와 생각을 내려놓는다면 어떤 상태가 되는 걸까? 명상을 하지 않더라도 일상생활에서 뭔가 해야하는 욕구나 생각이 없어도 의식이 깨어있는 경험을 가끔 한다.

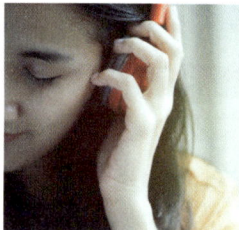

"음악에 푹 빠져서 들었네!" 이런 상태가 되면 뭘 해야겠다는 욕구도 없고 잡다한 생각도 없이 그냥 음악을 듣는 일에만 집중한 것이다. 음악 감상 동안 마음의 평화와 행복감을 경험하기도 한다.

이런 경험은 꼭 우아한 취미 활동이나 고상한 행동을 하면서 겪는 것은 아니다. 설거지를 하는데만 오로지 집중해서 하다 보면 잡다한 걱정이 떠오르지 않는다. 설거지를 잘 하겠다는 마음도 없다. 그렇게 하다보면 어느새 설거지를 다 하게 되고 소소한 만족감을 느끼기도 한다. 이렇게 일상생활에서도 명상 상태를 경험한다는 것은 그만큼 우리가 스트레스를 갖고 있다는 것이다.

> 명상(瞑想·冥想, 영어: meditation)은 고요히 눈을 감고 차분한 상태로 어떤 생각도 하지 않는 것이다. 명상은 종종 마음을 깨끗이하고, 스트레스를 줄이며, 휴식을 촉진하거나, 마음을 훈련시키는 데 사용된다.
> -출처: 위키백과

명상하는 동안 욕구와 생각을 내려놓는다고 해서 자거나 멍청한 상태로 있는 것이 아니라 또렷이 깨어 있는 것이다.

사람들은 대부분 본능적으로 어둠을 두려워한다. 원시인 조상들은 밤이 되면 무서운 동물의 습격을 받을 수도 있었고, 위험한 상황에 대처하기 어렵기 때문에 어둠을 경계하고 긴장하며 살았을 것이다. 이런 공포심은 개인의 경험을 통해 강화되기도 한다. 하지만 무수한 세대에 걸쳐서 인류가 집단적으로 경험해온 공포가 대대로 인류의 집단 무의식을 통해 전달되어 왔다.

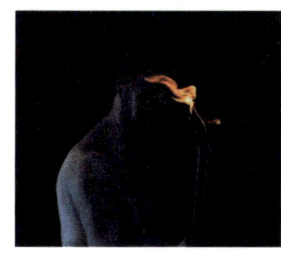
사람들이 걱정, 불안 등 부정적인 생각을 많이 하는 경향은 원시인 조상부터 물려받은 진화의 유산이다. 인류는 생존을 위해서 부정적인 상황에 대비하고 조심해왔다. 그리고 과거의 잘못이나 실수를 반추고, 이후 비슷한 상황에 잘 대처해 와서 지구상에 번성할 수 있었다.

하지만 과유불급이라는 말처럼 너무 반성하고 반추하다 보면 되레 정신건강과 생활에 좋지 않은 영향을 미친다. 스트레스에 시달리는 사람들의 큰 특징이 반추하는 것이다. 이미 벌어진 일을 곱씹고, 또 아직 벌어지지 않은 일도 곱씹는다.

낮에 겪은 불쾌한 일로 괜히 집에 와서 작은 일에도 짜증이 나고 화가 난 적이 있을 것이다. 이것은 스트레스가 해소되지 않고 남아서 현재 생활에 영향을 주는 것이다. 사람들은 알지 못하는 사이에 이런저런 욕구가 일어나고, 그 욕구가 좌절되거나 좌절될 것 같아서 스트레스 상태에 놓인다. 혹은 스트레스를 일으키는 사건이 이미 끝났음에도 불구하고 스트레스가 남아있는 상태가 되는 것이다.

일상생활에서 의도적으로 일상의 욕구와 생각을 내려놓기가 어렵기 때문에 스트레스를 완화하는 것이 목적이라면 일상생활에서 '마음챙김'을 하는 것을 추천한다.

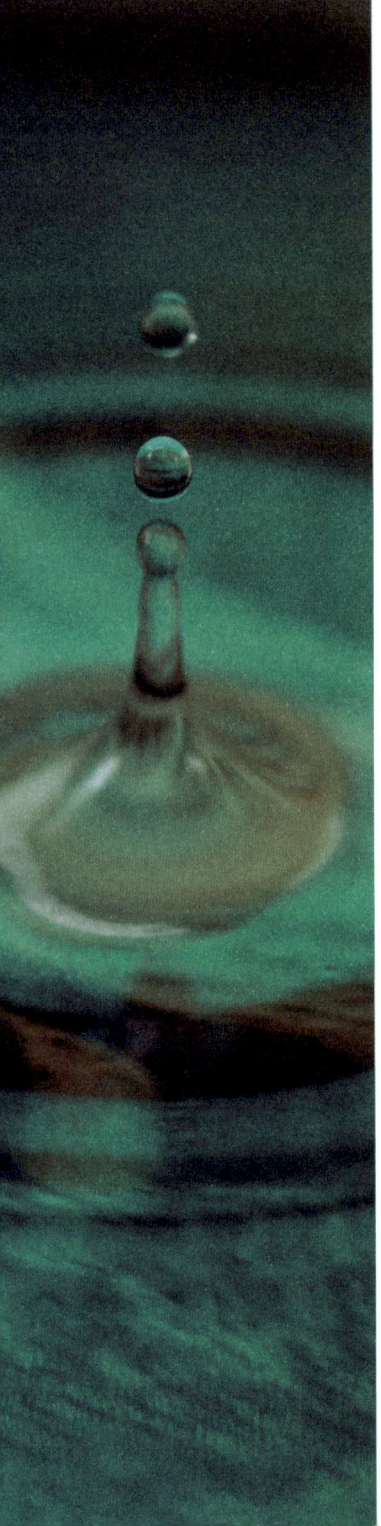

마음챙김 명상

"욱해서 나도 모르게 욕했네. 그러지 말걸!" 이렇게 감정에 휩쓸려서 했던 순간적 행동을 나중에 후회하기도 한다. 물론 반성과 성찰을 통해 다시 자신의 행동을 돌아보고 같은 실수를 하지 않는 것도 좋다. 하지만 그 상황에서 잠깐 행동을 멈추고 자신을 살펴보았다면 후회할 일을 피할 수도 있었을 것이다.

'마음챙김'은 행위를 하면서 동시에 자신의 행위를 바라보는 것이다. 반성이나 성찰과는 달리 '마음챙김'은 자신의 행위에 대해 옳고 그름, 혹은 좋아하고 싫어함의 판단이나 분별함이 없이 단지 객관적으로 바라보는 것이다.

- '마음챙김'은 지금-여기서 자기가 무엇을 하는지 그냥 바라보고 알아차리는 것이다.
- '이렇게 해야지. 저렇게 해야지'하는 욕구나 생각이 없이 그저 관찰하는 것이다.
- 이런저런 감각을 느끼고 있음을 바라보는 것이다.
- 이런저런 정서를 느끼고 있음을 바라보는 것이다.
- 이런런저런 행동을 하고 있음을 바라보는 것이다.

'마음챙김'을 하면 자신을 객관적으로 '알아차림'을 하게 된다. 따라서 '마음챙김'을 계속 하다보면 점차 자기에 대한 이해가 깊어지고 긍정적인 변화를 함께 이루게 된다.

'마음챙김'은 외부자극에 대해 어떤 일을 하고 싶다는 욕구와 생각이 바로 행동으로 연결되지 않도록 마음의 여유를 갖게 한다. 따라서 과거부터 계속하던 외부자극에 대한 습관적 반응에서 벗어날 수 있다. 반추하는 습관을 고칠 수도 있다.

'마음챙김'은 매 순간 의도적으로 판단하지 않고 있는 그대로 주의를 기울임으로써 나타나는 '알아차림'이다. 즉, 어느 순간에도 자신이 원하는 대로 주의를 기울이는 것이 아니라 있는 그대로 주의를 기울이는 것이다.

> 마음챙김은 "의도적으로 지금 이 순간에 판단하지 않으며 있는 그대로의 현상에 주의를 기울일 때 일어나는 깨어있는 마음"이다.
> - 존 카밧진-

몸의 감각, 감정, 생각 등 사람이 겪는 모든 경험에 대해서 '마음챙김'을 할 수 있다. '마음챙김'으로 스트레스, 불안, 고통 등을 직접 해결할 수는 없다. 하지만 욕구나 생각에 휘둘리지 않고 분명하게 관찰함으로써 현명하게 이런 부정적인 감정이나 정서에 대처할 수 있다.

그럼, '마음챙김' 효과를 크게 보려면 언제 해야할까? 물론 언제해도 '마음챙김'의 효과는 있다. 하지만 '마음챙김은 다독여야 하는 마음이 일어나는 그 순간이 적절한 타이밍이다.

일상생활을 하면서 '마음챙김'을 한다는 것은 쉬운 일이 아니다. 감정이 너무 격해지면 '마음챙김'은 더욱 어렵다. 그래도 감정이 격해진 그 순간 10초 정도 자신을 그냥 바라보자. 그러면 10초 전보다는 작게 감정을 폭발하여 문제를 작게 만들 수 있다.

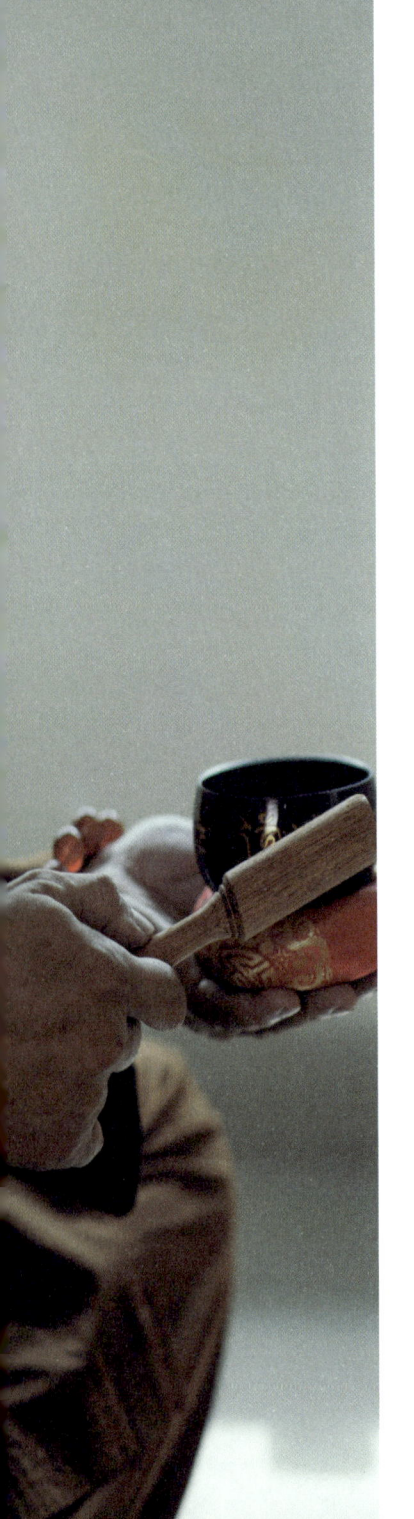

'마음챙김' 명상의 목표는 일상생활에서도 '마음챙김'을 유지하는 것이다. 일상 생활에서 쉽게 할 수 있는 호흡 마음챙김 명상, 바디스캔 명상, 행위 마음챙김 명상 등을 수행하면 일상생활을 하면서도 명상을 할 수 있다. '마음챙김' 명상을 꾸준히 하다보면 자신에 대한 자각력과 통제력이 좋아진다.

여러 가지 마음챙김 명상 중에서 여기서는 호흡 마음챙김 명상에 대해 설명한다. 명상 시간은 개인마다 적절한 시간이 다르다. 처음 하는 사람들은 5분, 10분, 15분 등 시간을 조금씩 늘려가는 것이 좋다.

명상에 집중하지 못하고 자꾸 다른 생각이나 욕구가 올라오는 경우가 있다. 마음챙김 명상에서는 그런 경우 명상을 잘못하고 있다고 자책할 필요가 없다. 이 역시 마음챙김 명상의 일부분이다. 그냥 욕구나 생각이 떠올랐다는 것을 '알아차림'하여 인정하고 다시 주의를 가져오면 된다.

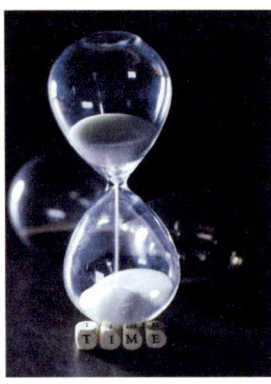

마음챙김 명상을 처음하는 사람들은 욕구나 생각이 빈번하게 올라온다. 그러나 지속적으로 마음챙김 명상수련을 하다보면 주의가 흩어지는 경우가 점점 줄어든다. 호흡 마음 챙김 명상도 마찬가지다. 처음에는 5분도 힘들지만 계속 수련하면 점점 더 길게 명상할 수 있다.

"첫 술에 배 부르랴!" 라는 속담처럼 며칠 명상을 했다고 큰 효과를 기대할 수는 없다. **명상을 잘 하려고 노력하지 않도록 한다.** 그냥 편안하게 지속적으로 하다보면 어느 순간 명상이 익숙해지고 자신에게 긍정적인 변화가 일어나고 있다는 것을 알아차리게 된다. 호흡 명상할 때는 배꼽이나 코끝에 주의를 집중할 수 있다. 여기서는 코끝에 주의를 두는 방법을 위주로 설명한다.

1. **허리를 똑바로 세우고 편안한 자세로 앉는다.**
   의자를 사용한다면 등받이에 등을 대지 않는다. 그리고 다리는 꼬지 말고 양발바닥을 바닥에 붙인다. 방바닥에 앉아서 한다면 매트나 방석을 사용하여 딱딱한 바닥에 직접 앉지 않도록 한다.
2. **목과 머리가 한 쪽으로 치우치지 않도록 균형을 잡는다.**
3. **양손은 무릎에 살포시 올려놓거나 양손을 맞잡고 앞에 둔다.**
4. **눈을 감는다.** 눈을 감는 것이 불편하면 시선은 1.2~5m 전방 바닥에 둔다.
5. **골반이 상체를 단단히 받친다는 느낌으로 자리에 앉는다.** 마치 흔들림 없는 커다란 태산이 되었다고 생각한다.
6. **코끝에 숨이 들어오고 나가는 감각을 있는 그대로 느낀다.**
   공기의 흐름을 따라간다.
7. 호흡을 일부러 조절할 필요는 없고 **자연스럽게 호흡을 한다.**
8. **호흡에 주의를 놓치고 생각이 떠오르면, 무슨 생각인지 살펴보고 그대로 놓아두고 주의를 다시 호흡으로 가져온다.**
9. 주의가 호흡에서 달아나면 다시 호흡으로 몇 번이고 가져오면 된다.

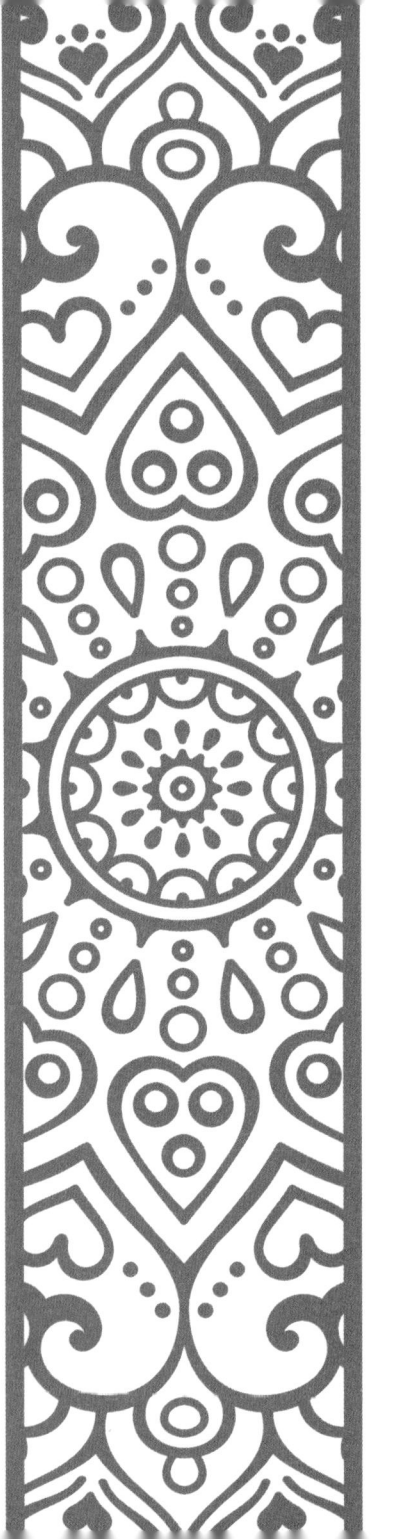

3장 문양 만다라

"걱정은 내일의 슬픔을

덜어주는 것이 아니라

오늘의 힘을 앗아간다."

-코리 텐 붐

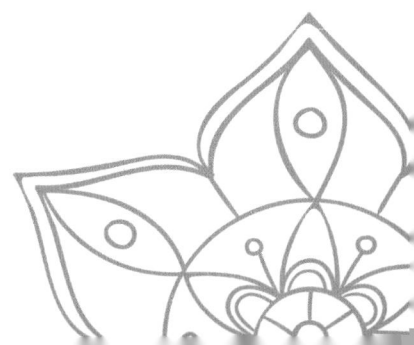

제 목 :

마음 속에 떠오르는 느낌이나 생각을 짧게 정리하기

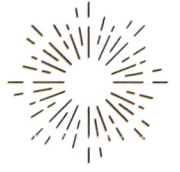

세상은 온통 문이고, 온통 기회이고, 울려주길 기다리는 팽팽한 줄이다.
- 랠프 월도 에미슨

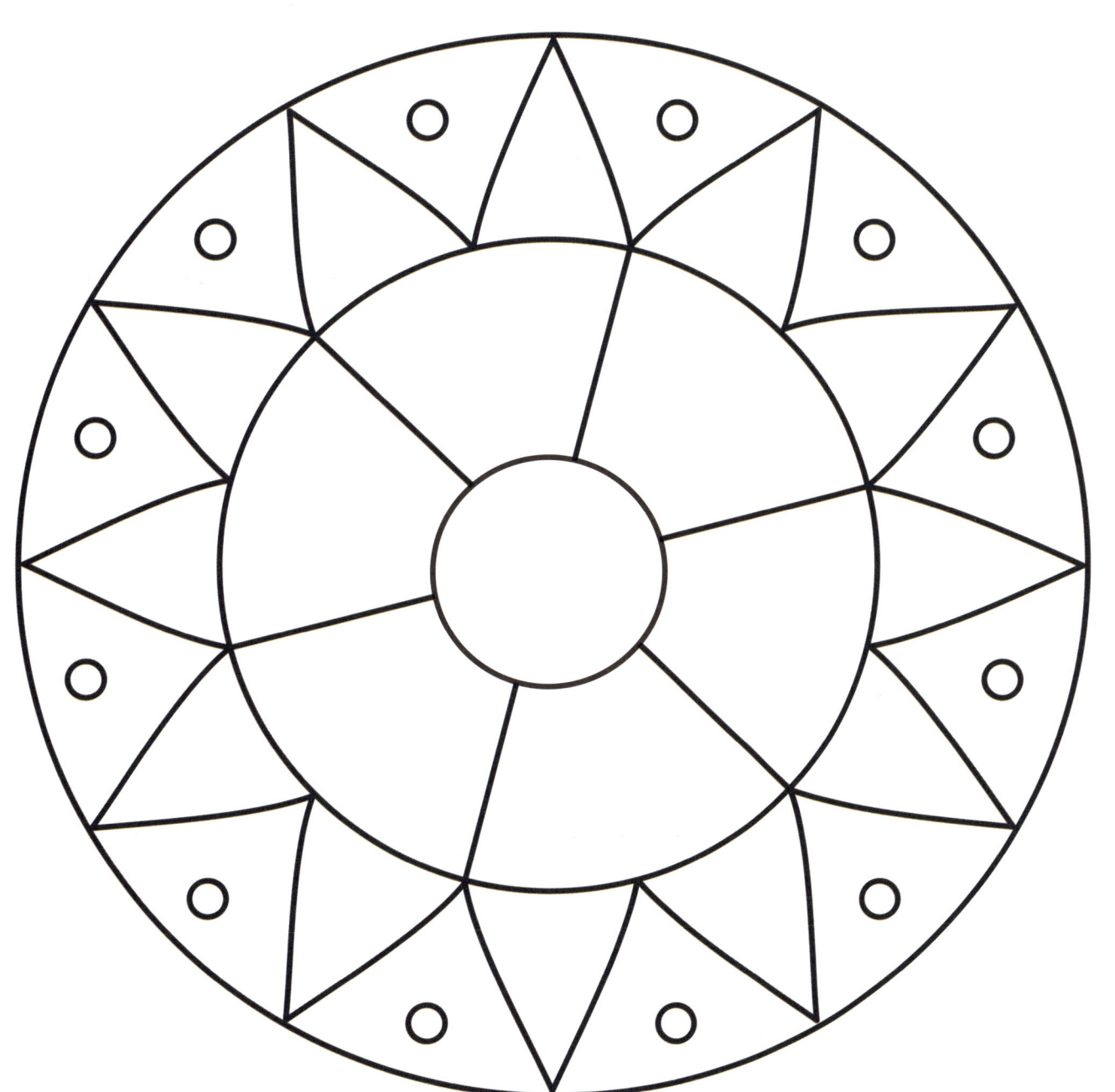

제 목 :

마음 속에 떠오르는 느낌이나 생각을 짧게 정리하기

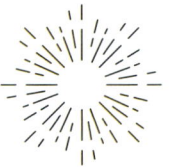 몸을 건강하게 지키는 것이 의무이다. 그렇지 않으면 우리의
정신을 강인하고 맑게 지킬 수 없다.
- 부처

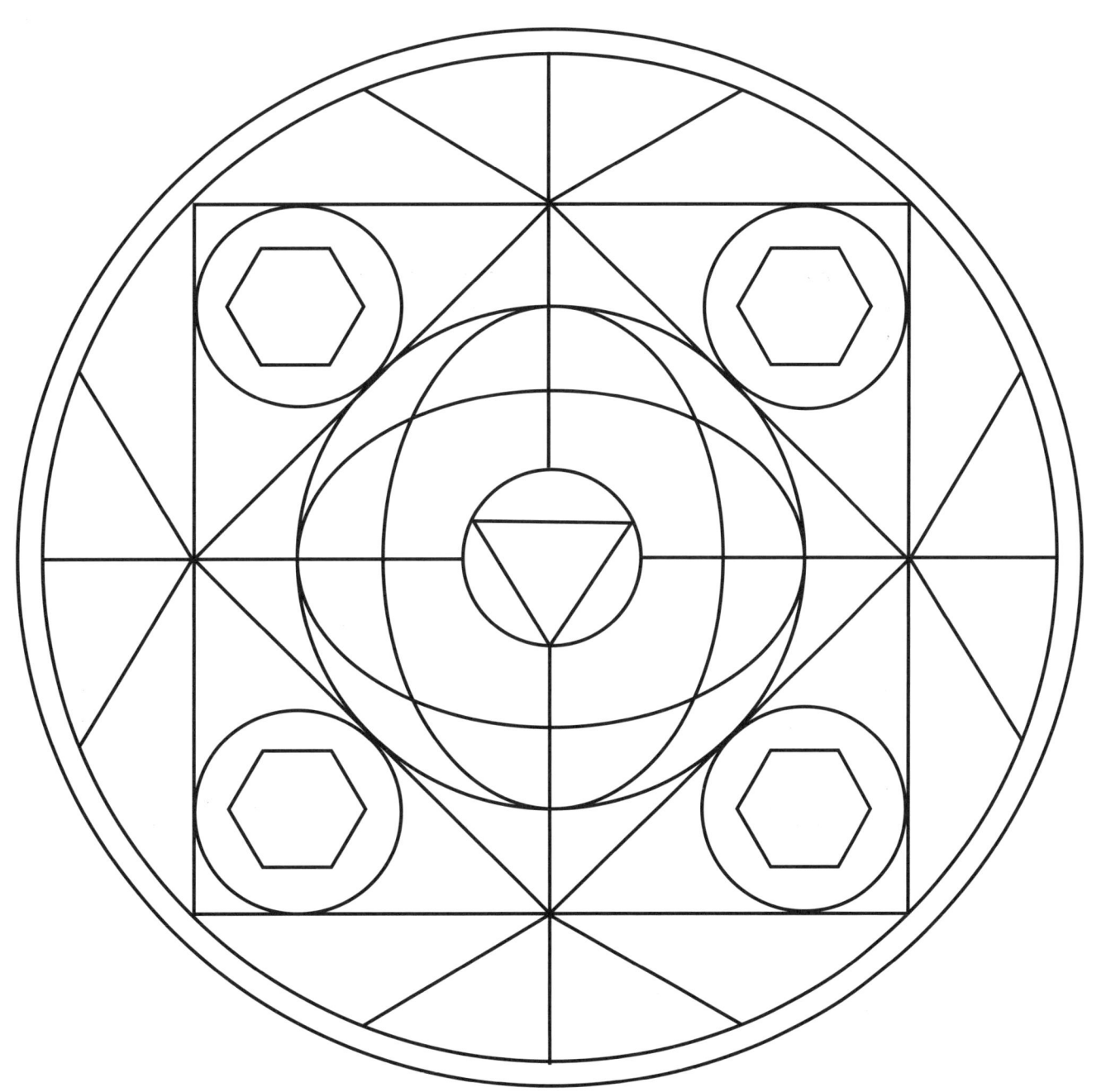

제 목 :

마음 속에 떠오르는 느낌이나 생각을 짧게 정리하기

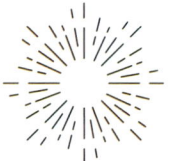 바르게 아름답게 정의롭게 사는 것, 이것은 모두 하나이다.
- 소크라테스

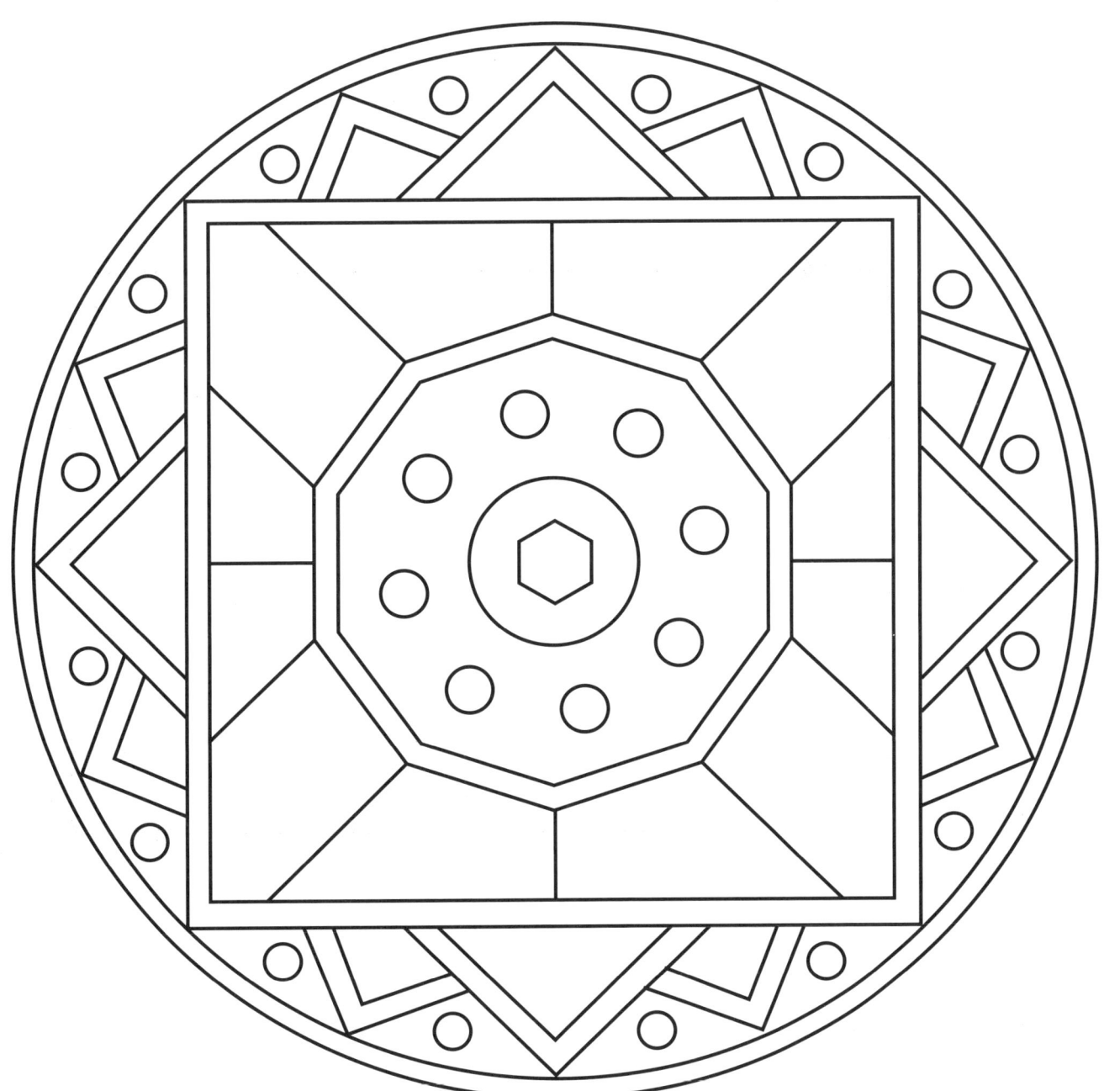

제 목 :

마음 속에 떠오르는 느낌이나 생각을 짧게 정리하기

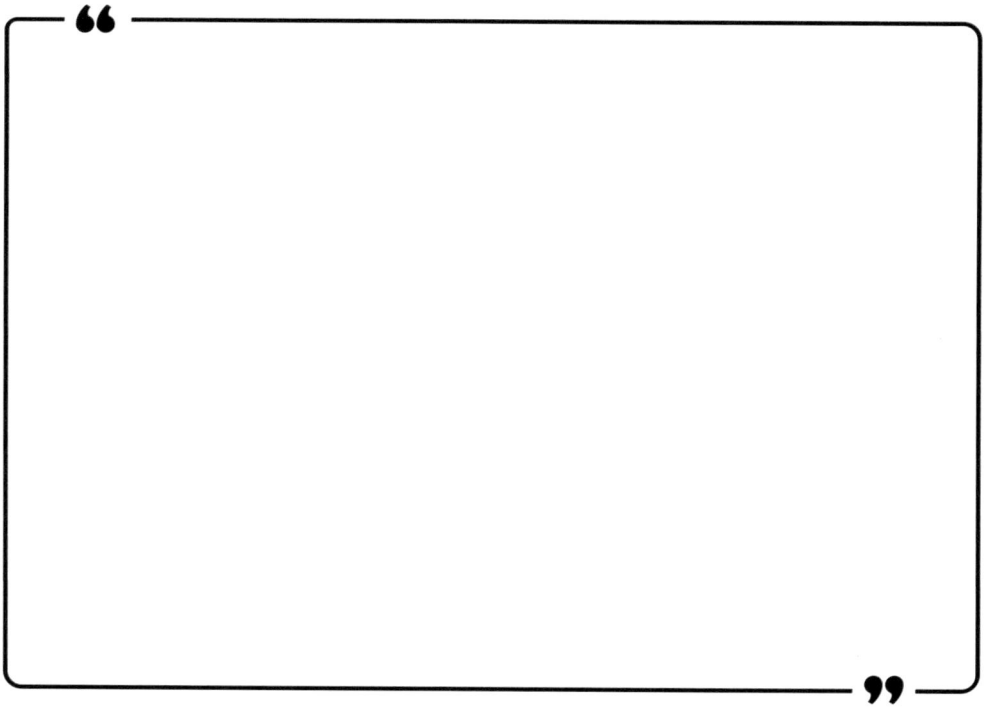

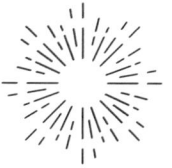 인간은 인연으로 엮어 만든 하나의 매듭, 그물이다. 중요한 것은 이런 인연들뿐이다.
- 생떽쥐베리

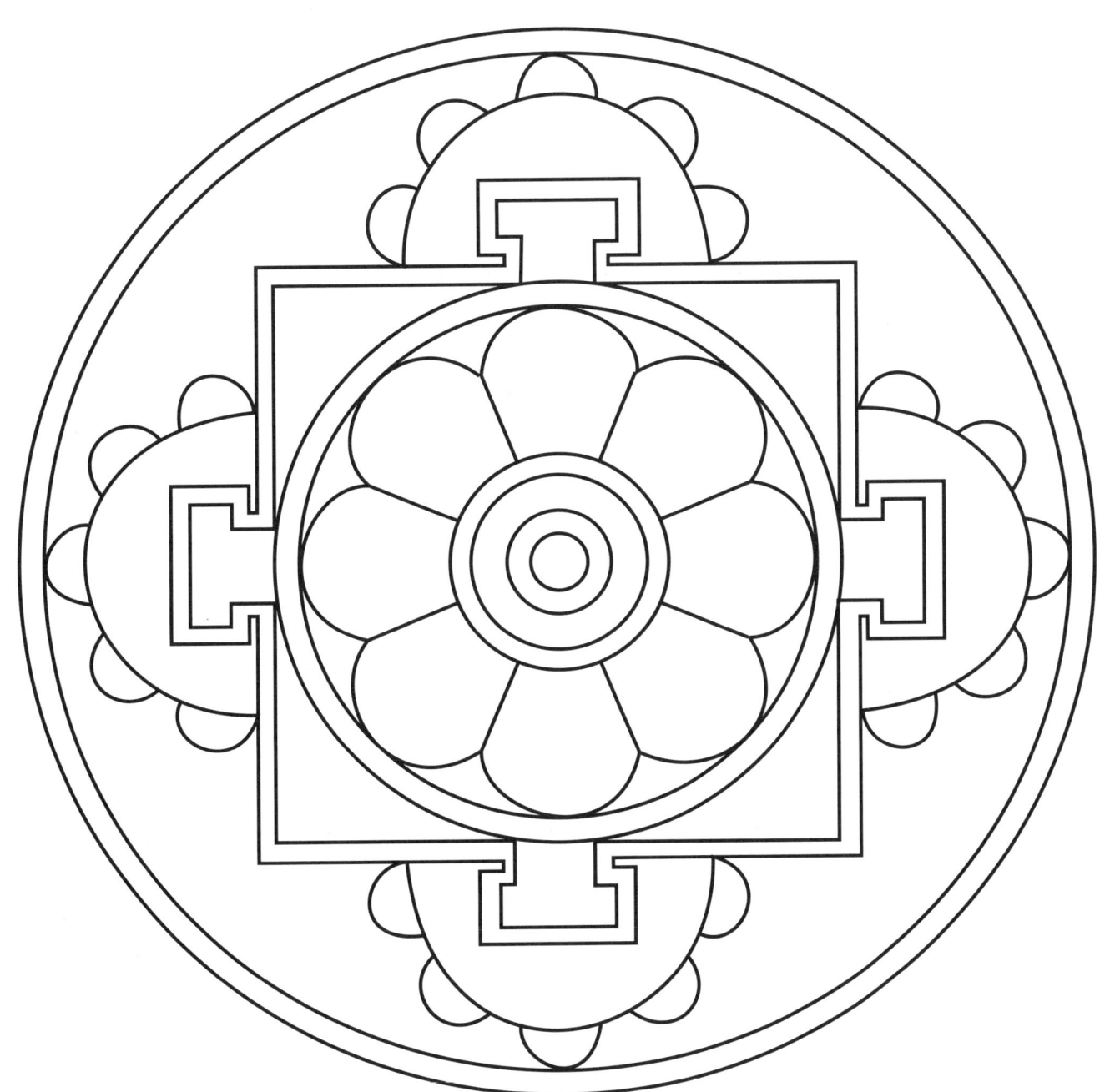

제 목 :

마음 속에 떠오르는 느낌이나 생각을 짧게 정리하기

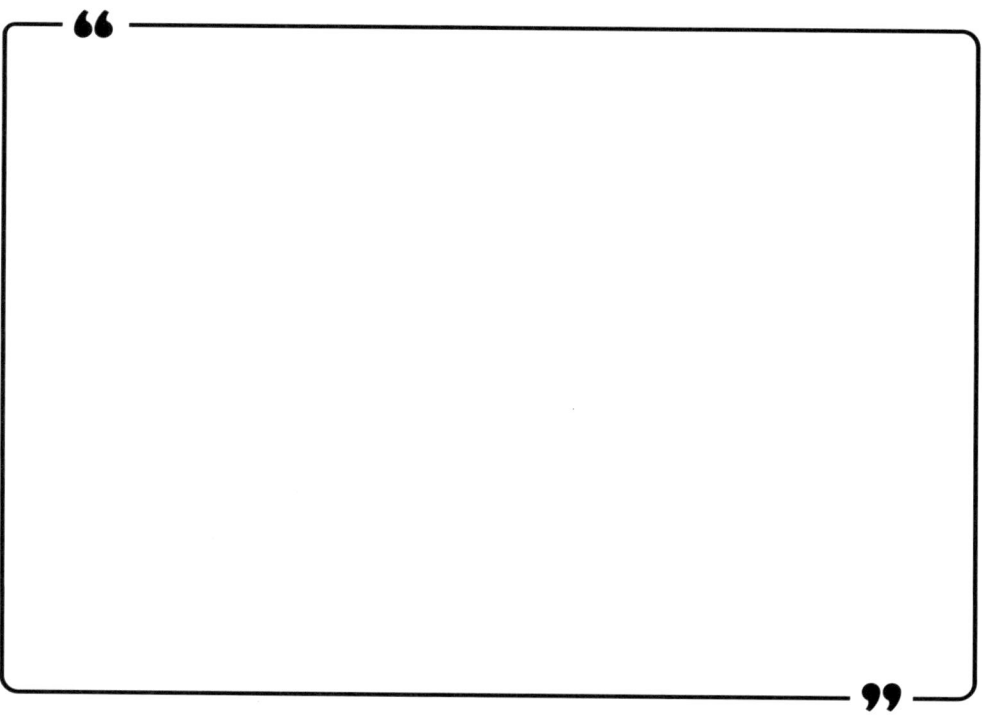

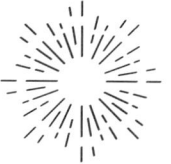 나는 아주 단순한 인생관을 갖고 있다. 눈을 똑바로 뜨고 거기에 임해야 한다는 것이다.
- 로렌스 올리비에

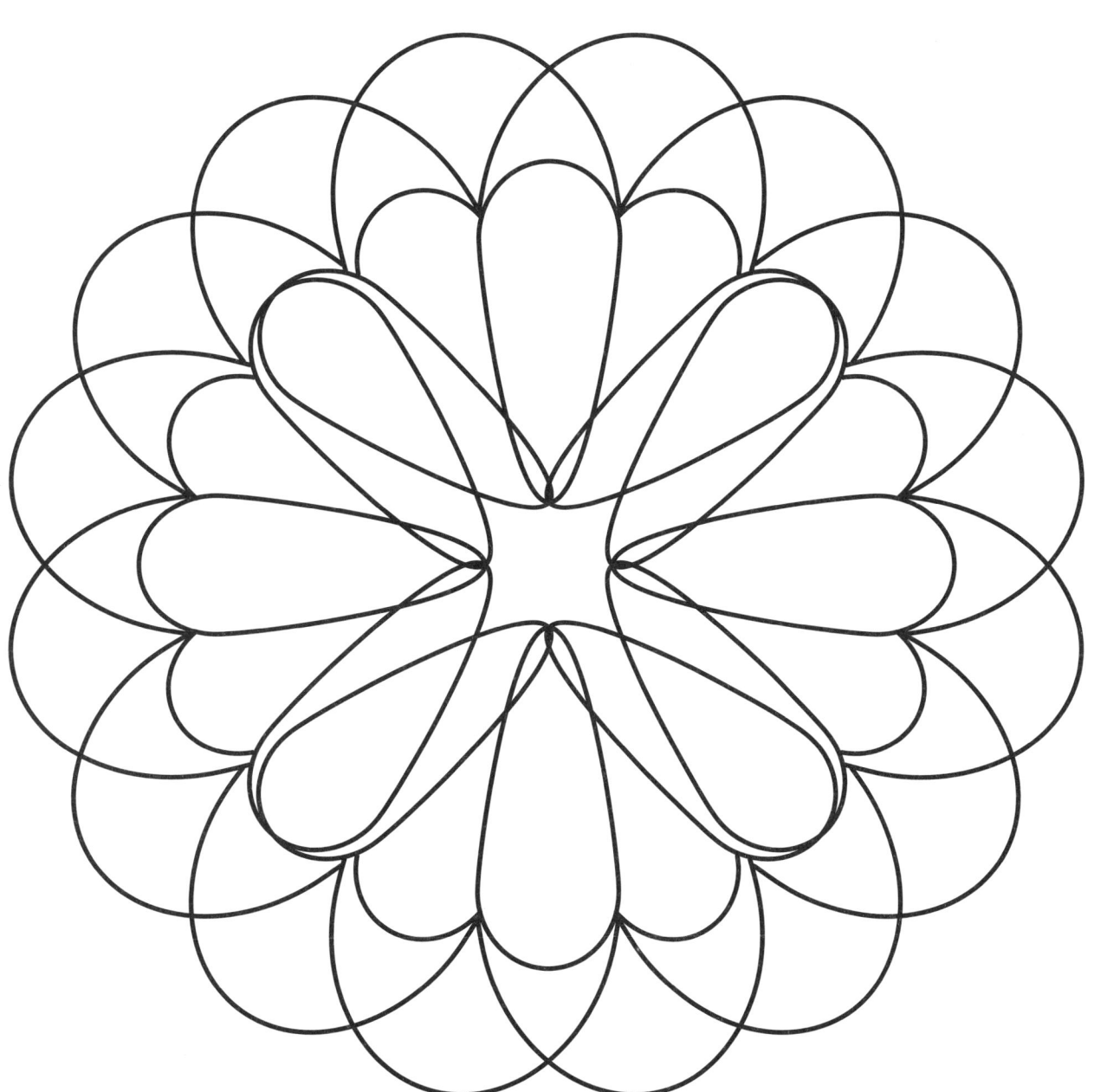

제 목 :

마음 속에 떠오르는 느낌이나 생각을 짧게 정리하기

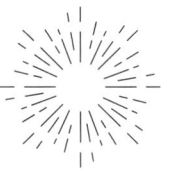

마음이 기쁜 자에게는 모든 시간들이 아름답다. 그러나 우울하고 외로운 영혼에게는 행복한 시간도 마음에 드는 시간도 없다.
-로잘리아 카스트로

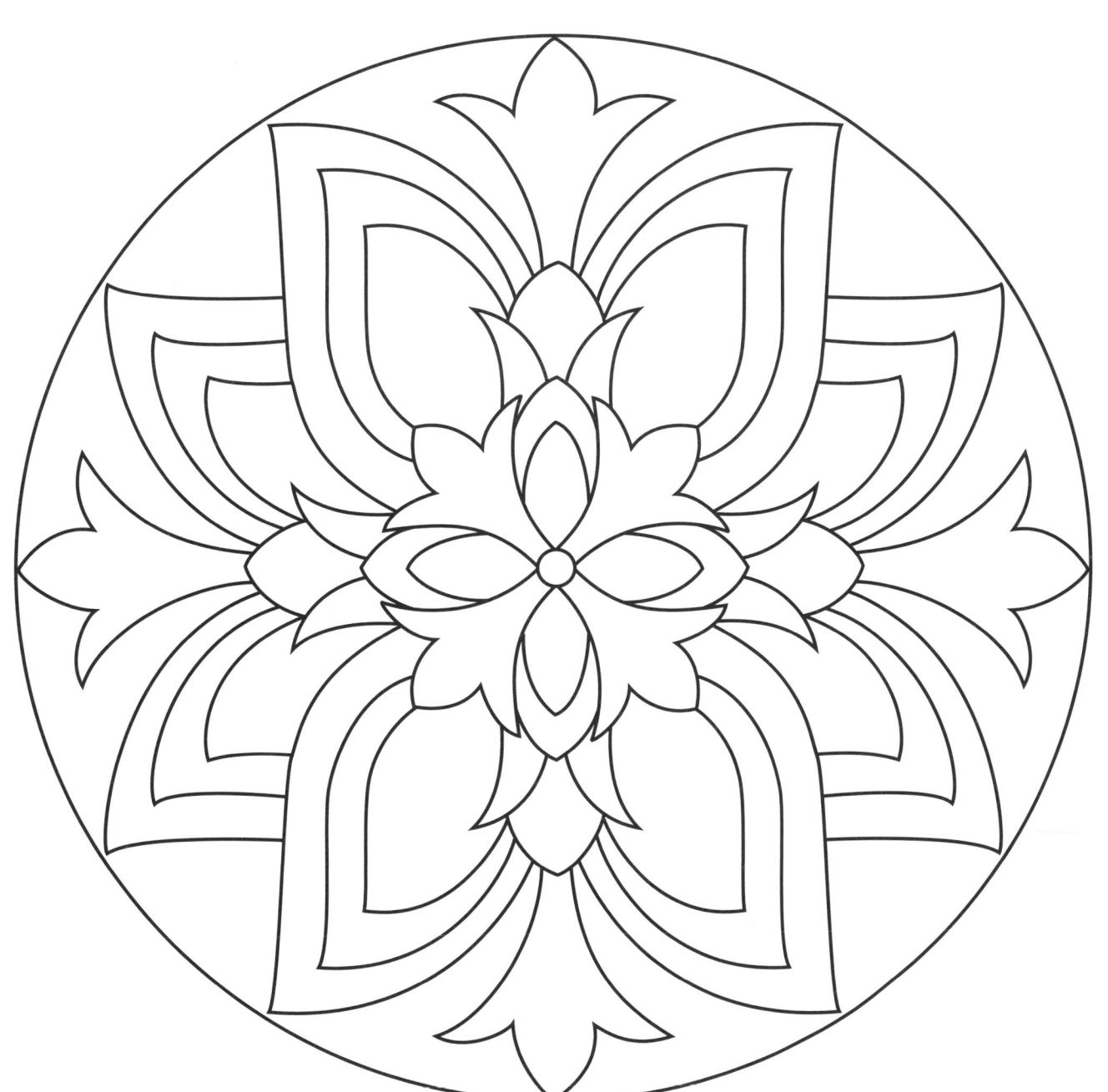

제 목 :

마음 속에 떠오르는 느낌이나 생각을 짧게 정리하기

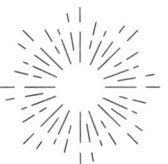 친절한 말은 간단하고 짧은 말일 수 있어도 그 메아리는 끝없는 것이다.
- 마더 테레사

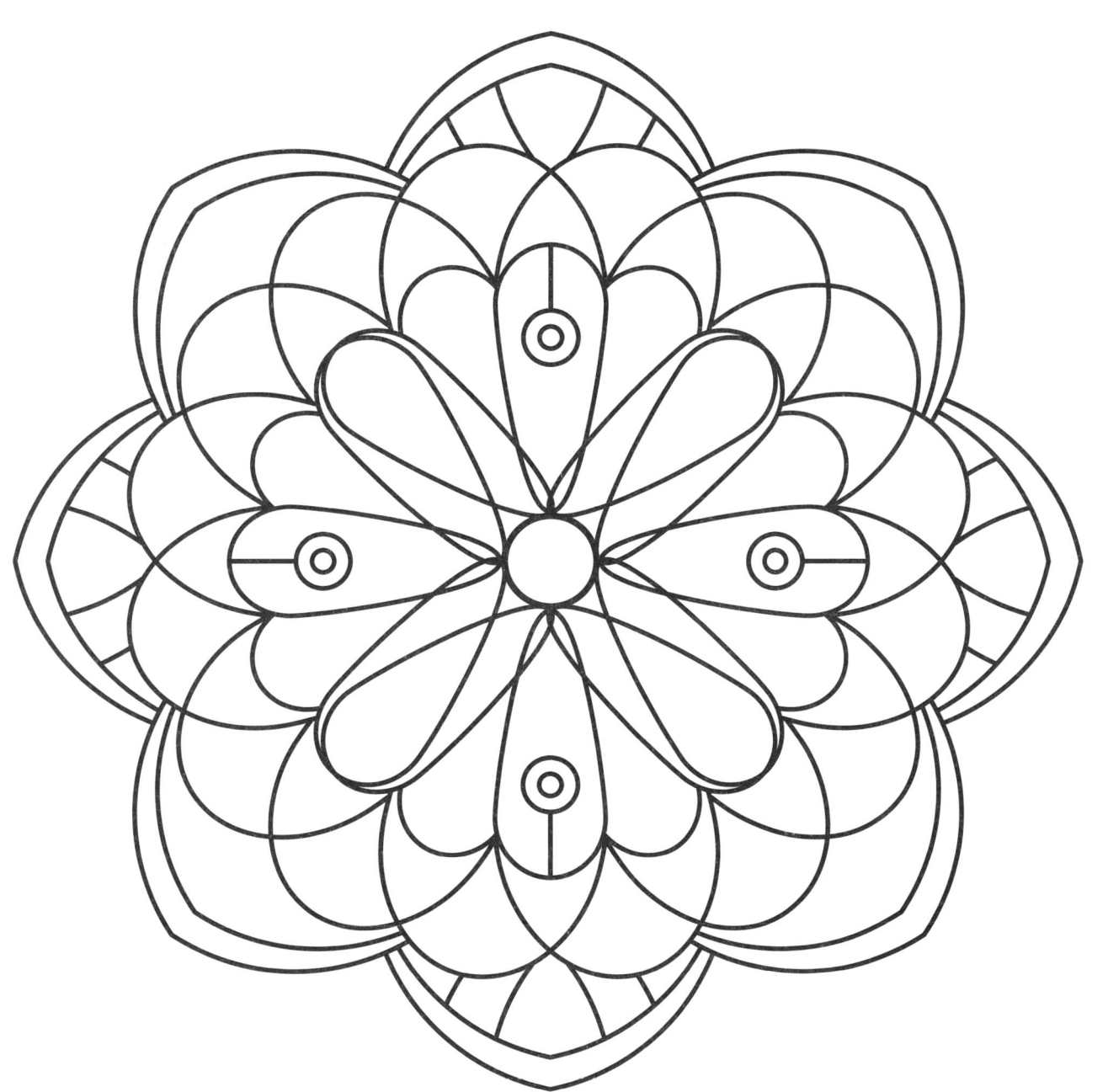

제 목 :

마음 속에 떠오르는 느낌이나 생각을 짧게 정리하기

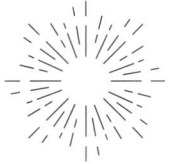 대부분 사람들은 마치 은행에 인생이 하나 더 있는 것처럼 제 인생들을 산다.
-벤 어윈

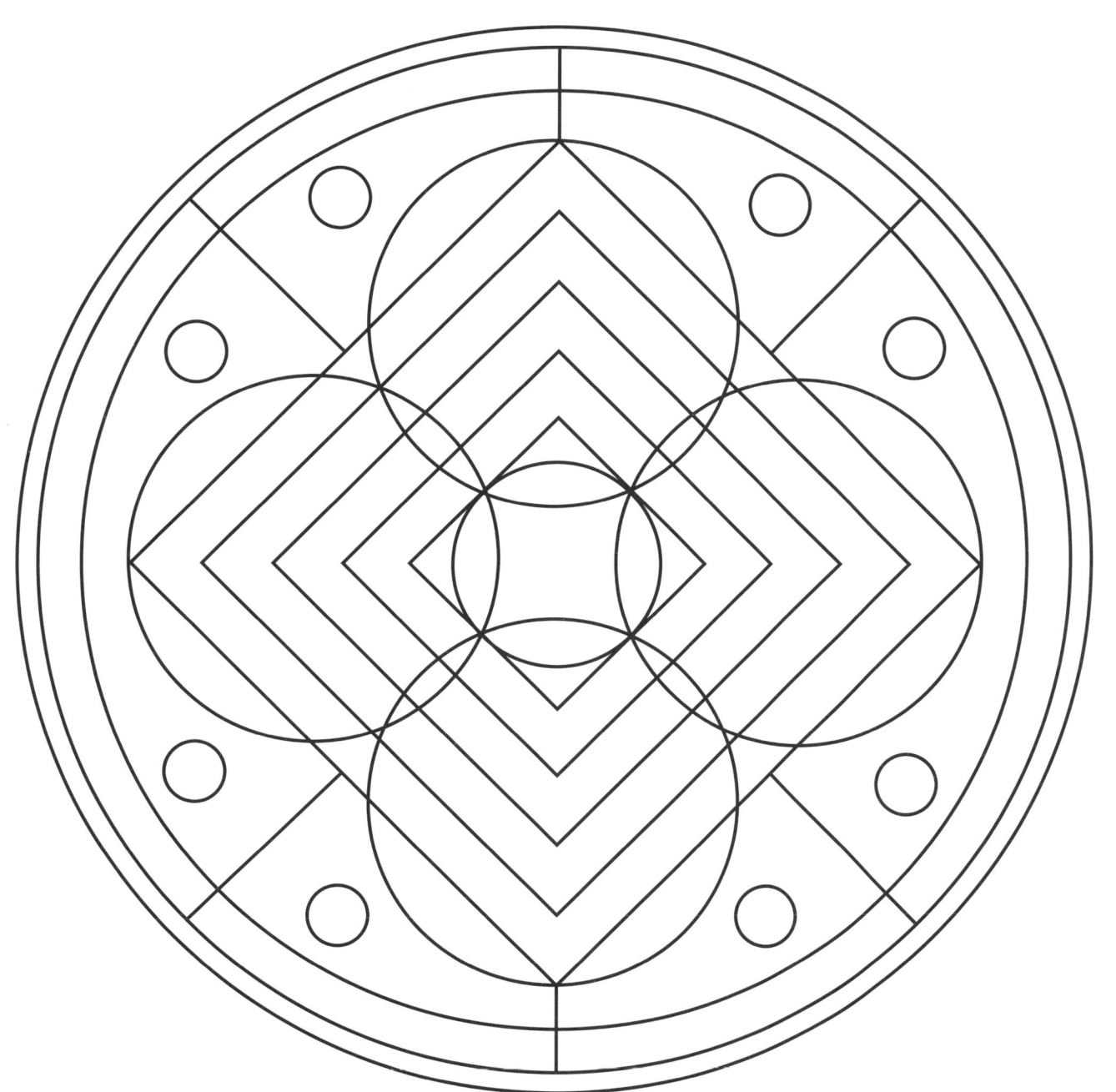

제 목 :

마음 속에 떠오르는 느낌이나 생각을 짧게 정리하기

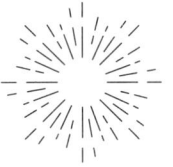 진정한 자유는 완벽한 대답이란 없을지 모른다는 사실을 알고
순순히 인정해 받아들이는 데 있다.
-알렌 레이드 맥기니스

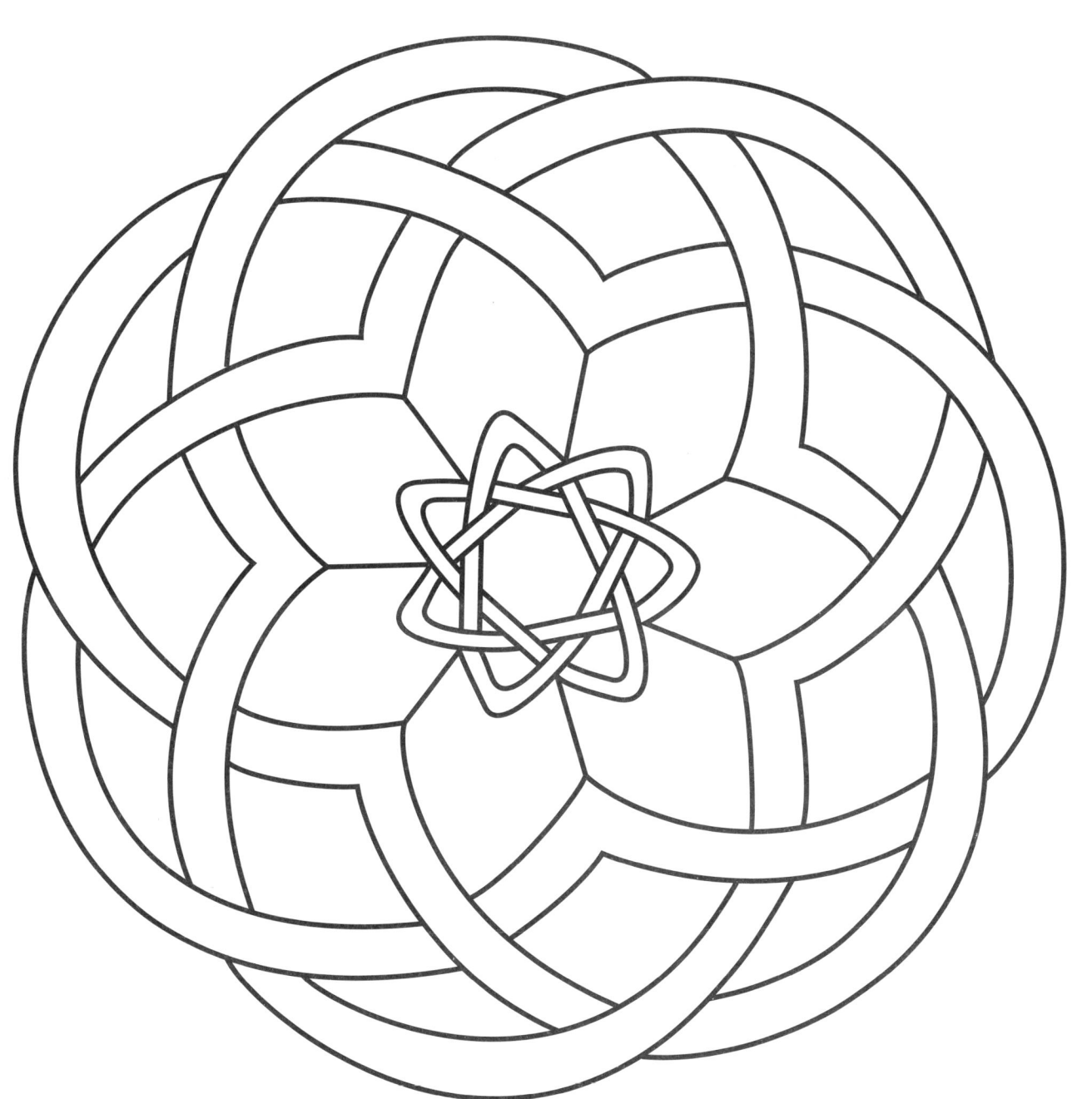

제 목 :

마음 속에 떠오르는 느낌이나 생각을 짧게 정리하기

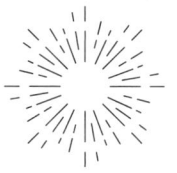 세상이 지시하는 선택을 냉큼 따르는 대신 나 자신이 원하는
바를 스스로 아는 것이 바로 살아있는 영혼을 지키는 일이다.
-로버트 루이스 스티븐슨

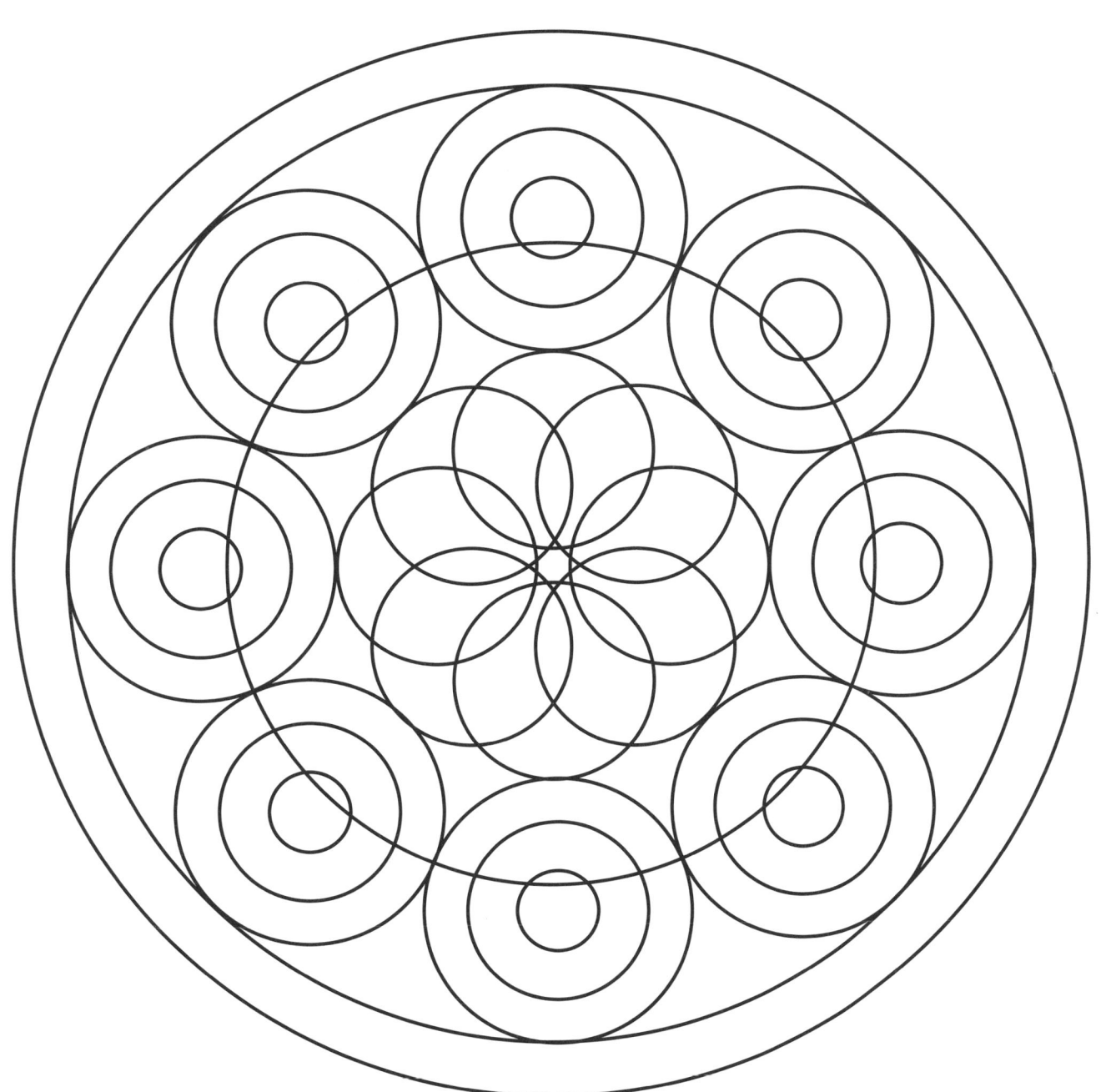

제 목 :

마음 속에 떠오르는 느낌이나 생각을 짧게 정리하기

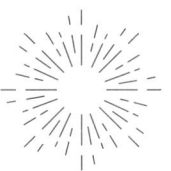 인간에게 주어진 삶은 인간의 이해를 초월해 있는 것이며, 우리에게 주어진 최상의 임무는 하루하루 살아가는 것이다.
-존 케이지

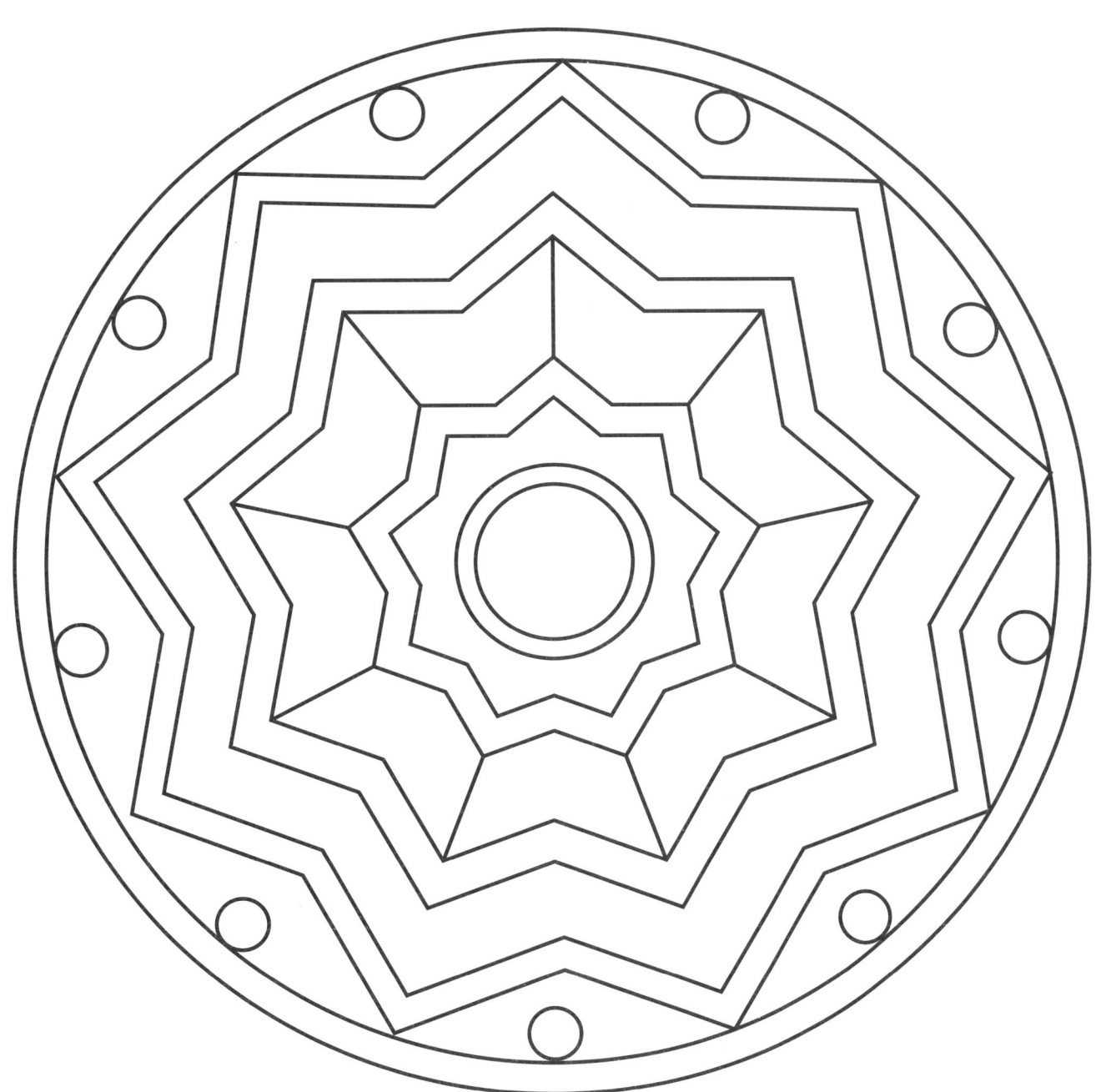

제 목 :

마음 속에 떠오르는 느낌이나 생각을 짧게 정리하기

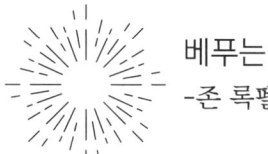 베푸는 행위를 의무가 아닌 특권으로 여기라.
-존 록펠러 주니어

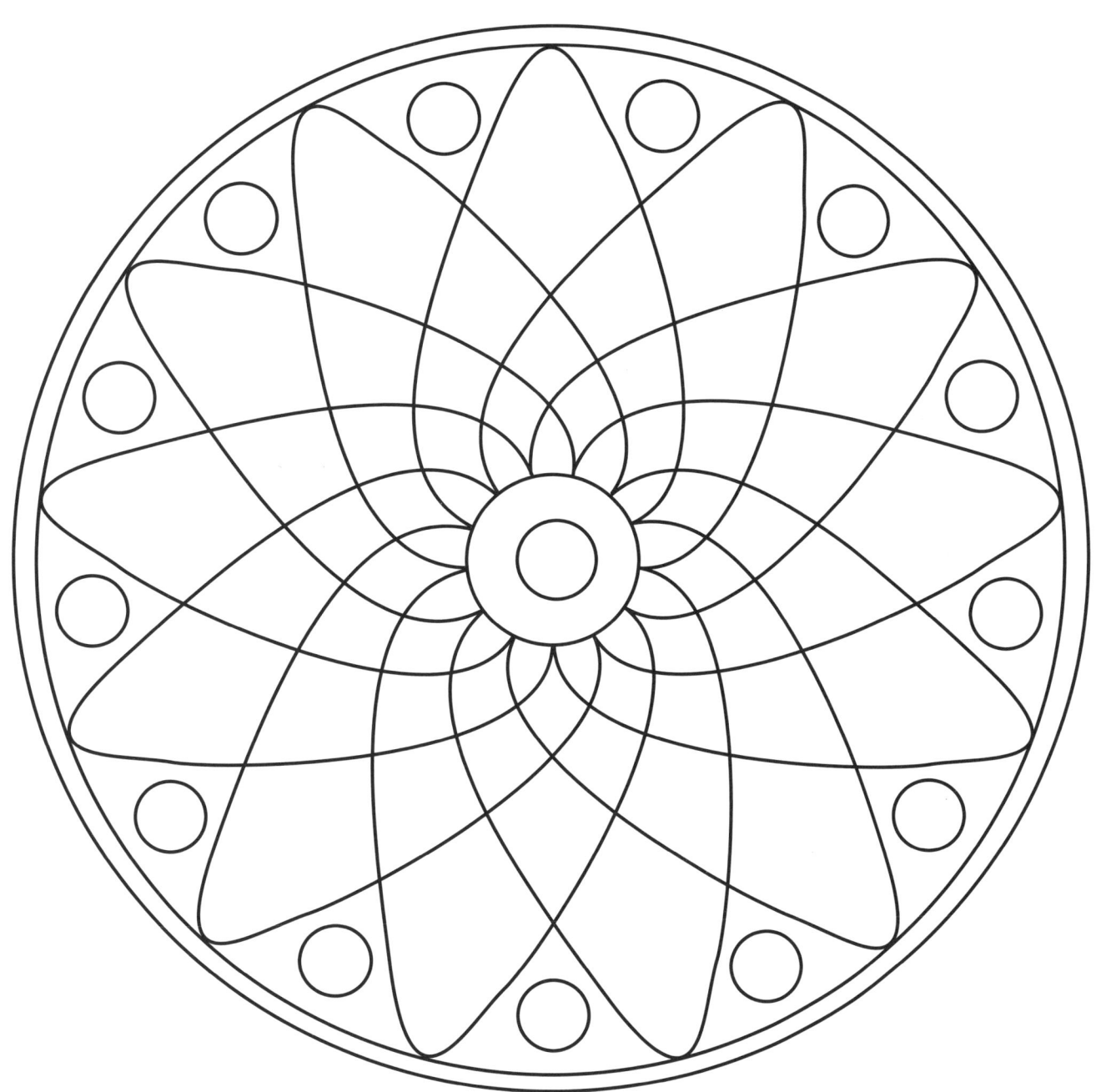

제 목 :

마음 속에 떠오르는 느낌이나 생각을 짧게 정리하기

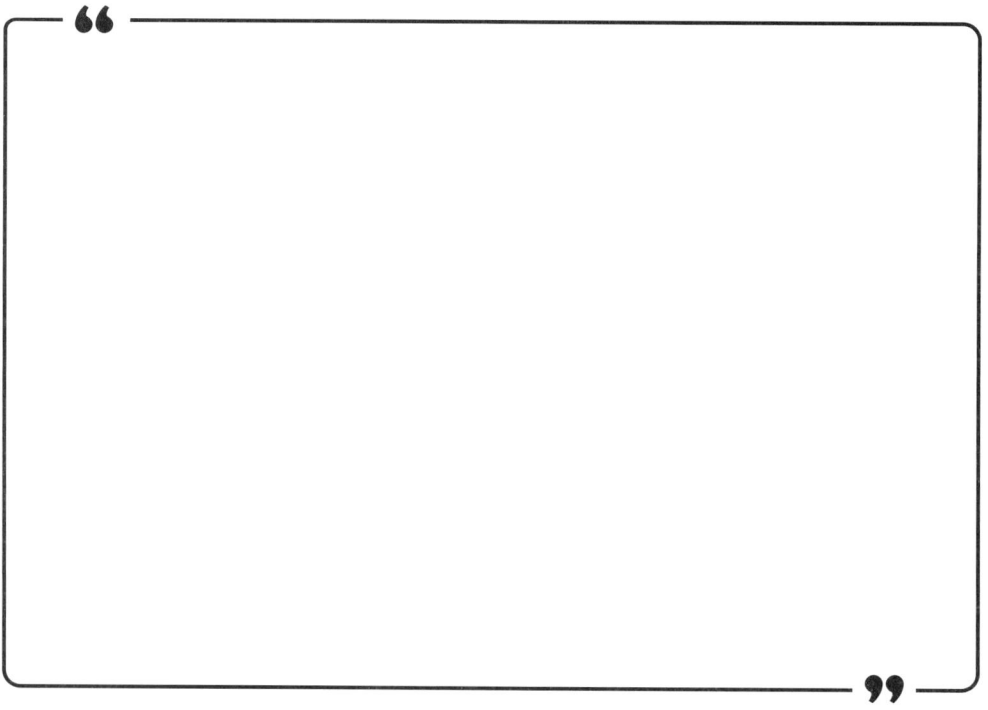

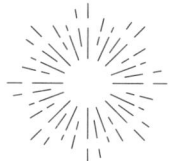 장미를 주는 손에는 언제나 향기가 살짝 남는다.
-중국 속담

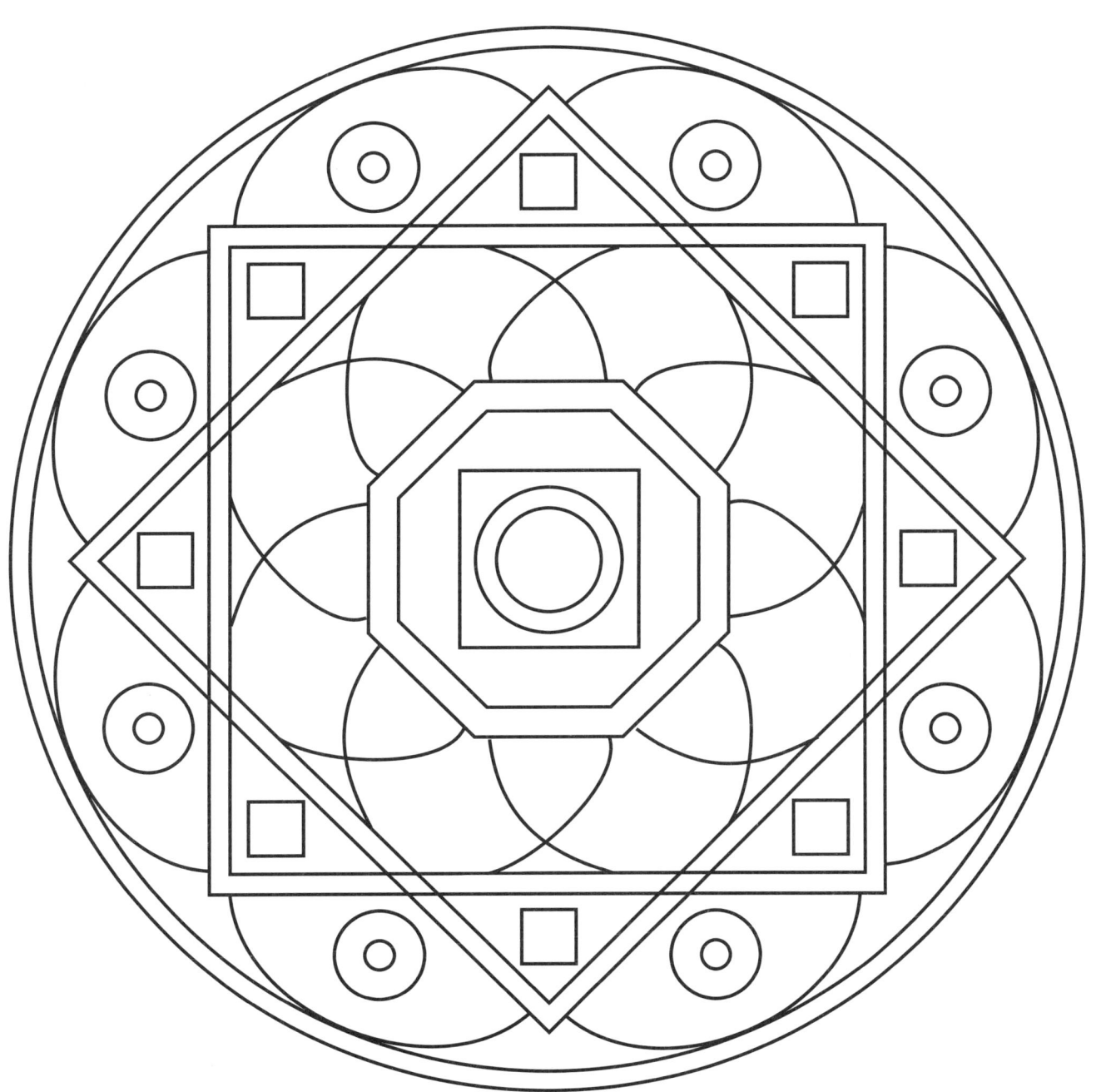

제 목 :

마음 속에 떠오르는 느낌이나 생각을 짧게 정리하기

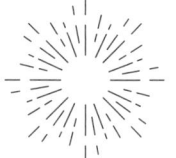 바로 이날보다 더 가치 높은 것은 아무 것도 없다.
-요한 볼프강 폰 괴테

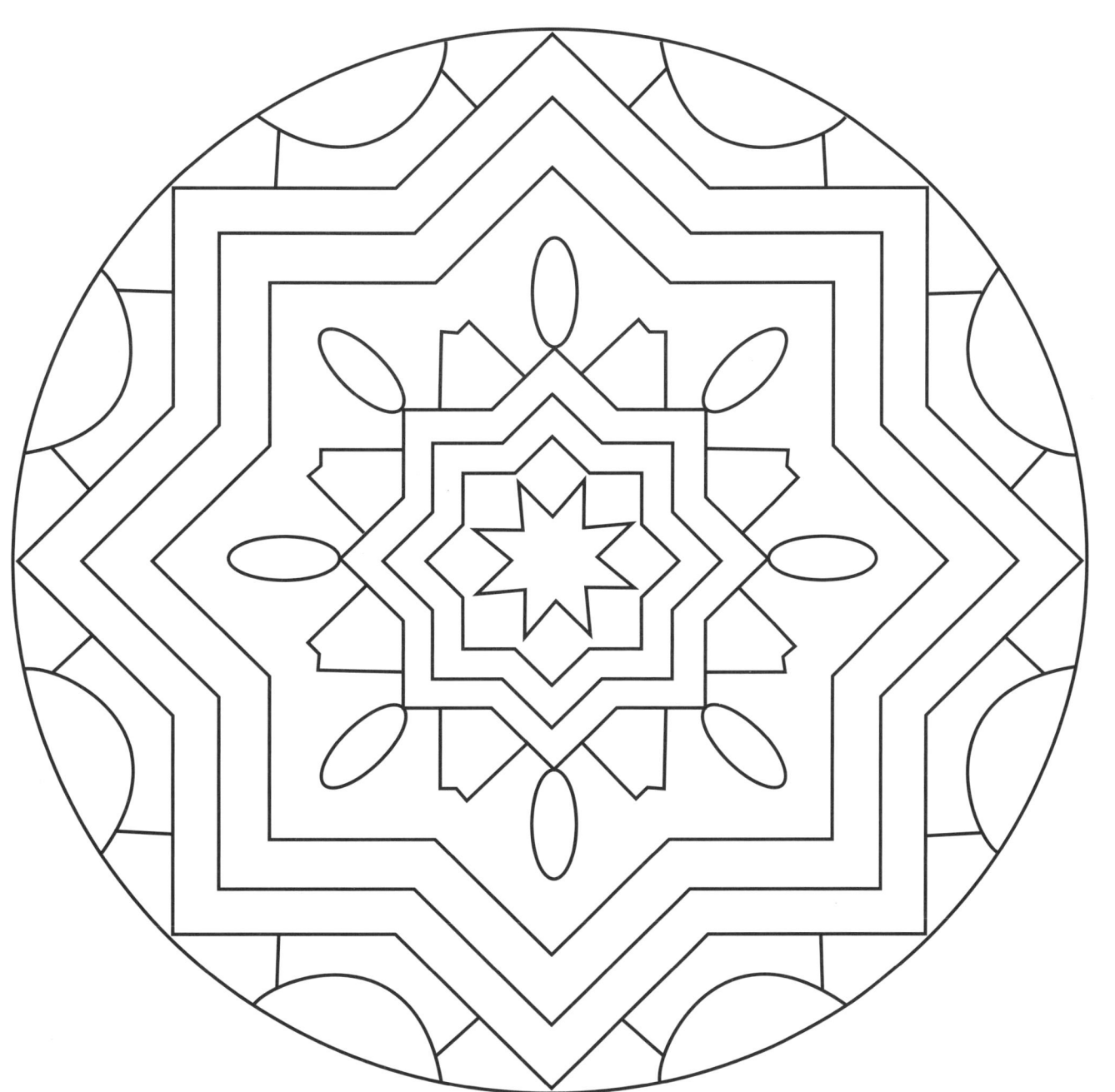

제 목 :

마음 속에 떠오르는 느낌이나 생각을 짧게 정리하기

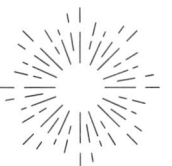 노련한 여행자에게는 정해진 계획이 없으며, 그 목적도 도착이 아니다.
-노자

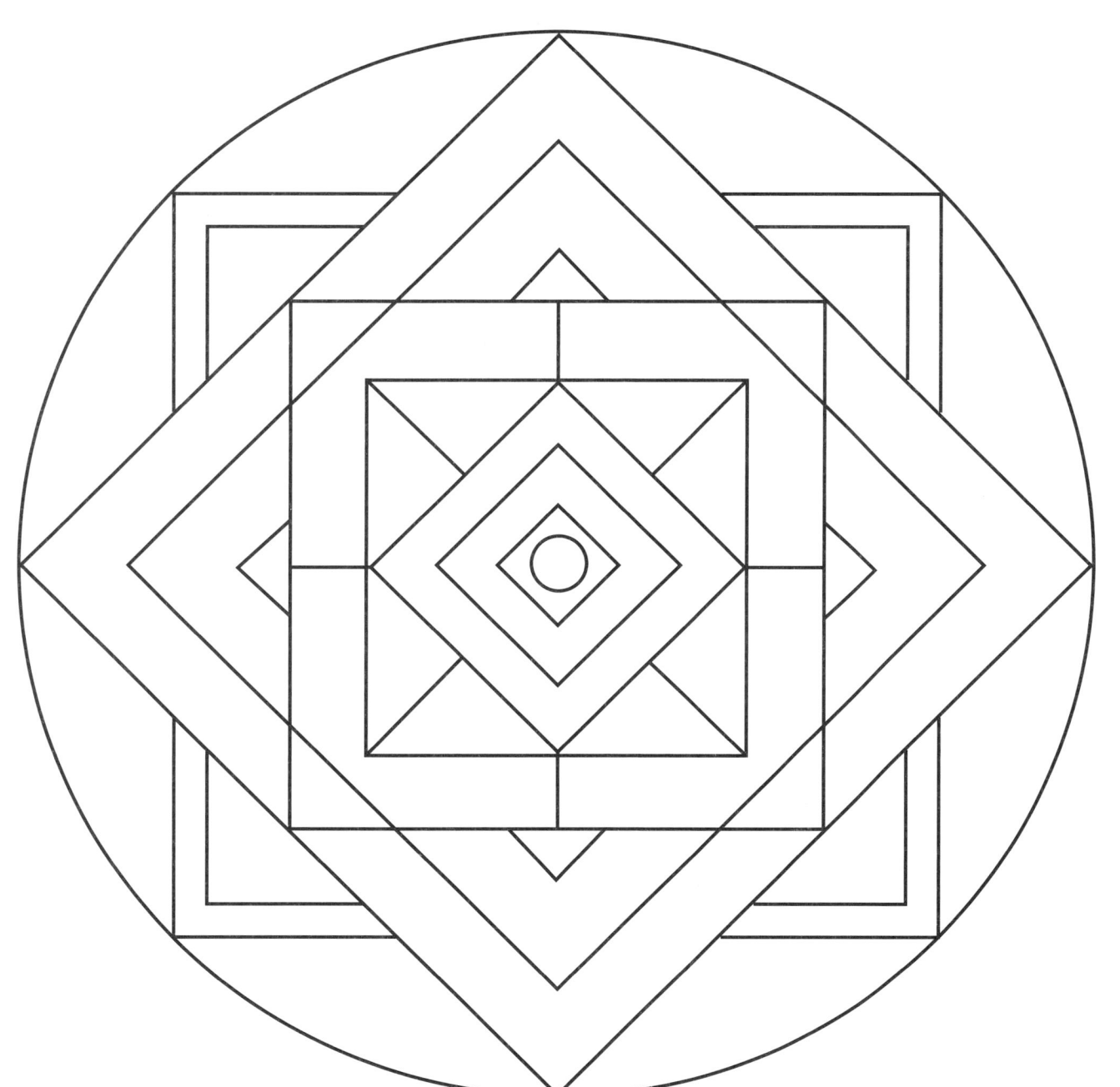

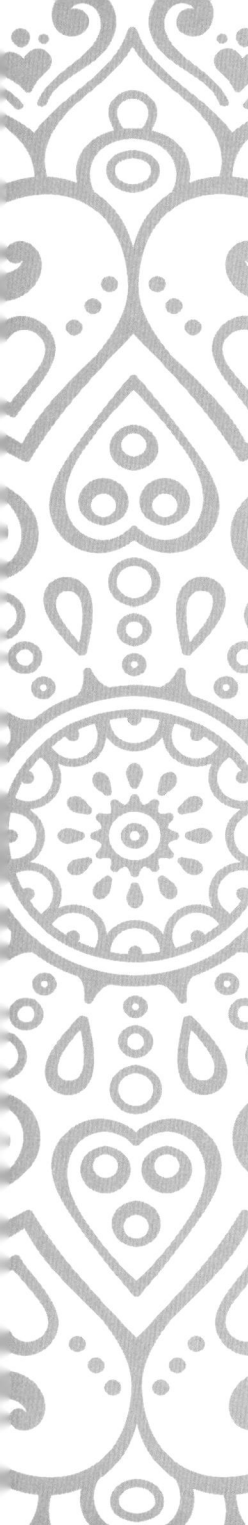

제 목 :

마음 속에 떠오르는 느낌이나 생각을 짧게 정리하기

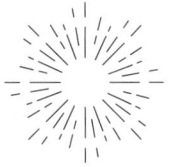 삶에는 긴장이 팽만해 있음을 인정할 때, 인간은 성숙한다.
-조슈아 로스 리브먼

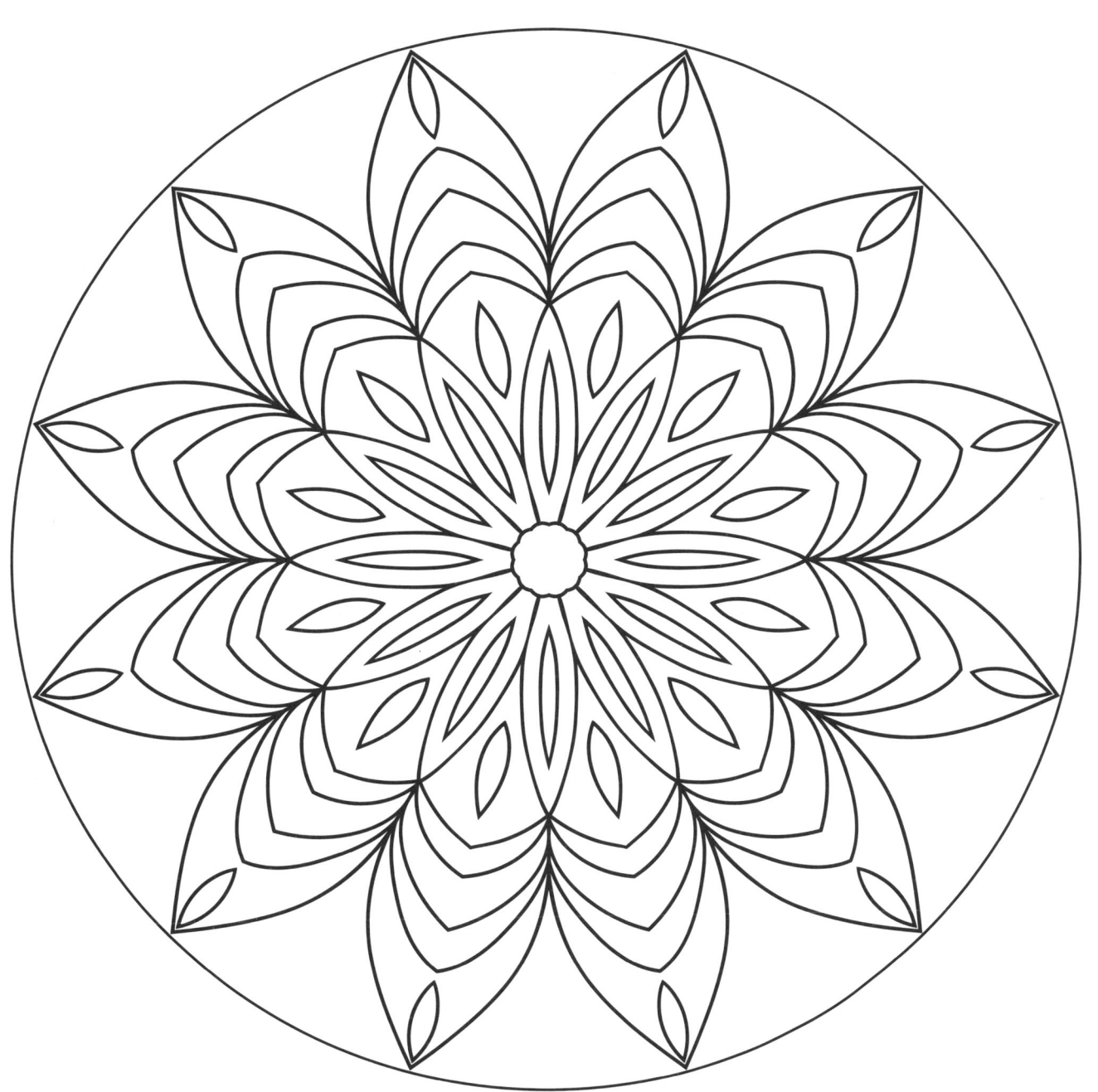

제 목 :

마음 속에 떠오르는 느낌이나 생각을 짧게 정리하기

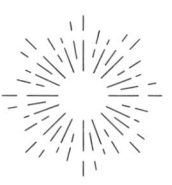 우리가 이 세상에서 할 일은 단 하나의 위대한 돌파구적 행동 보다는 매일 행하는 작고 사려깊은 행동 하나 하나로 세상을 바꾸는 것이다.

-해롤드 쿠시너

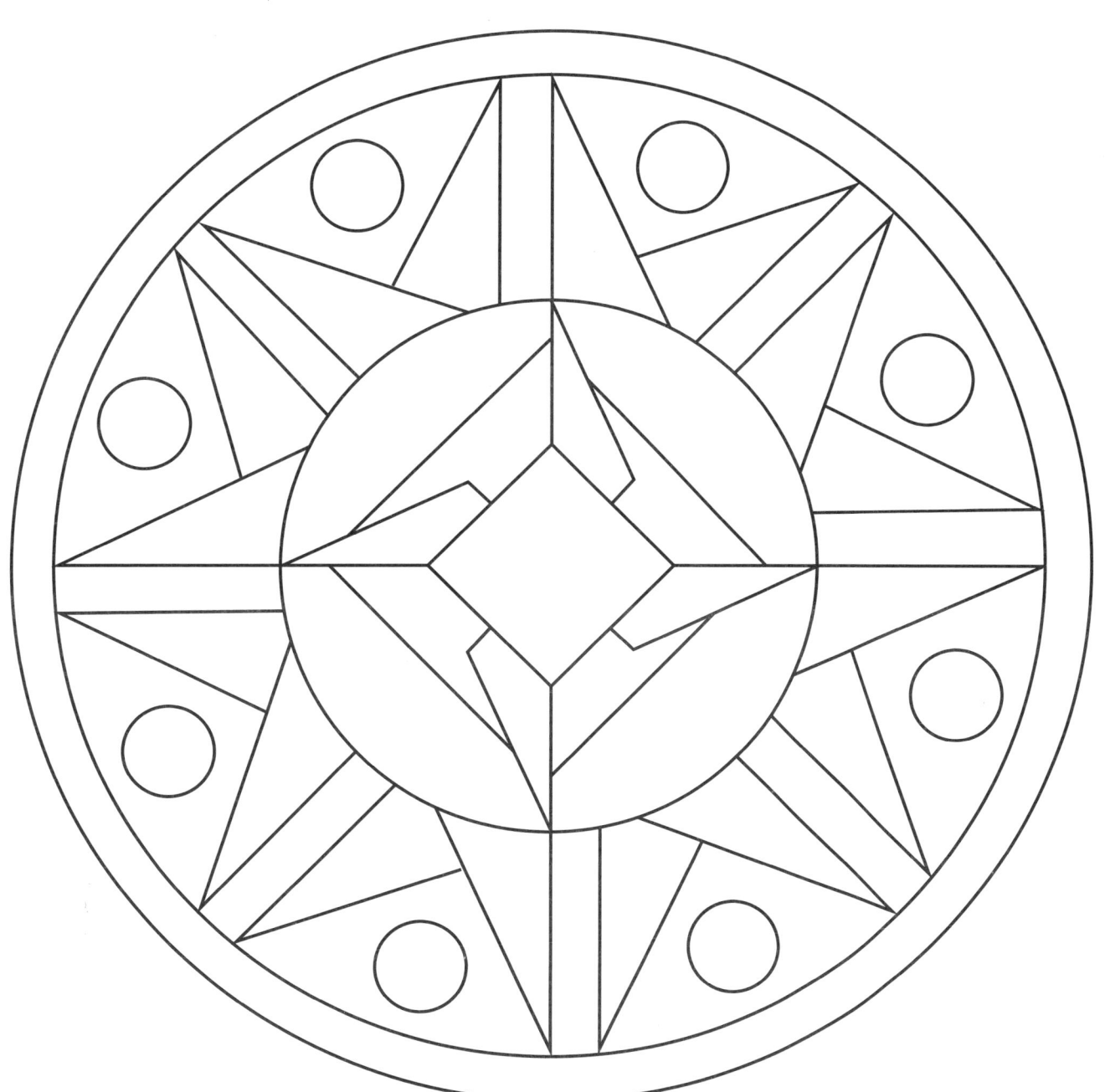

제 목 :

마음 속에 떠오르는 느낌이나 생각을 짧게 정리하기

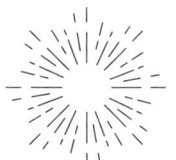 자신을 둘둘 말아 감싸버리면 인간은 참으로 조그만 꾸러미다.
- 벤자민 프랭클린

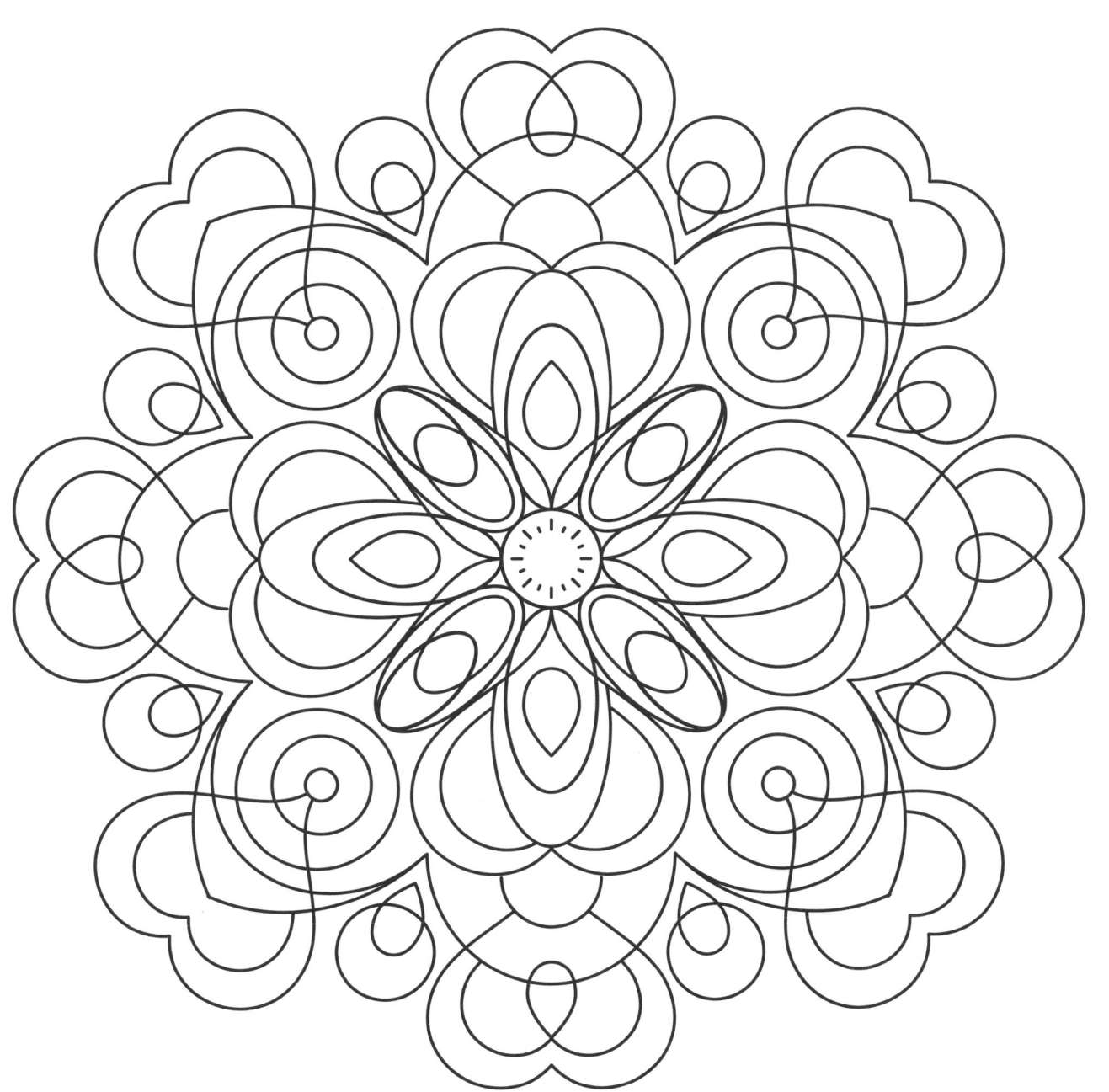

제 목 :

마음 속에 떠오르는 느낌이나 생각을 짧게 정리하기

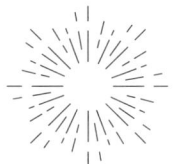 용서는 실천과 자유로 가는 열쇠이다.
- 해나 아렌트

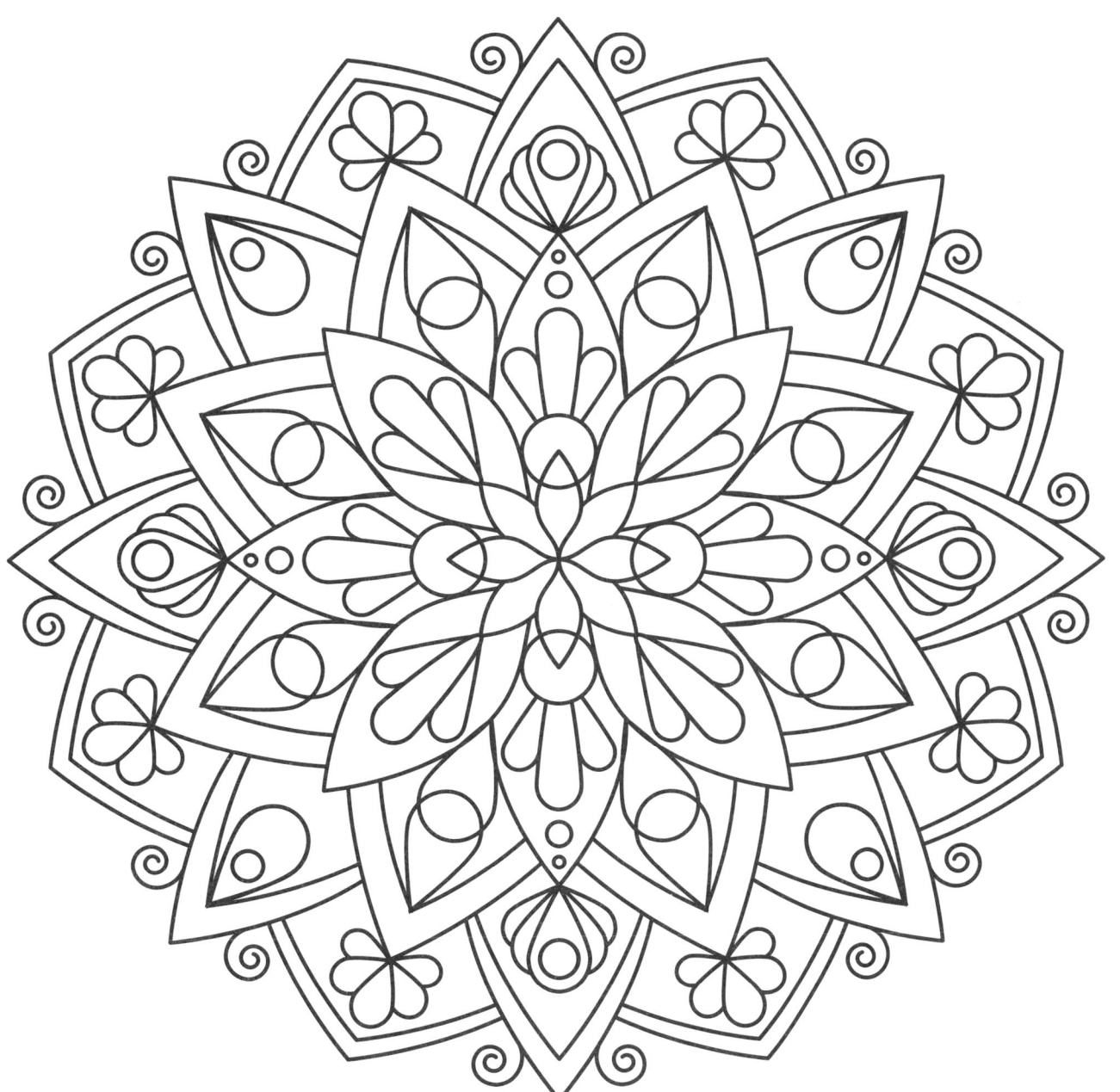

제 목 :

마음 속에 떠오르는 느낌이나 생각을 짧게 정리하기

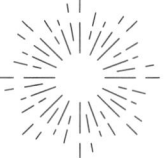

살아야 할 유일한 이유를 마침내 깨닫고 보니 그것은 바로 즐기는 것이었다.
- 리타 메이 브라운

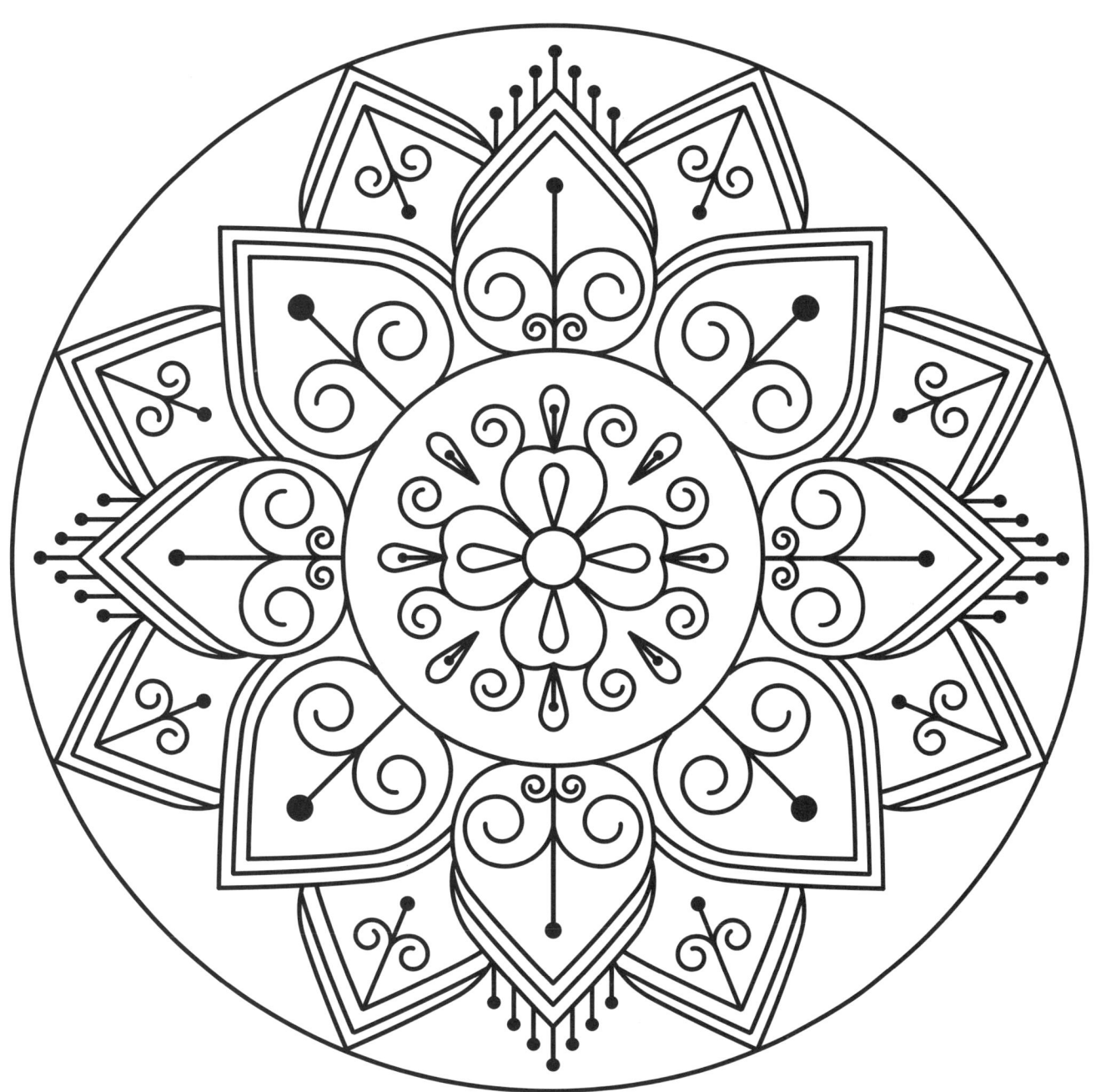

제 목 :

마음 속에 떠오르는 느낌이나 생각을 짧게 정리하기

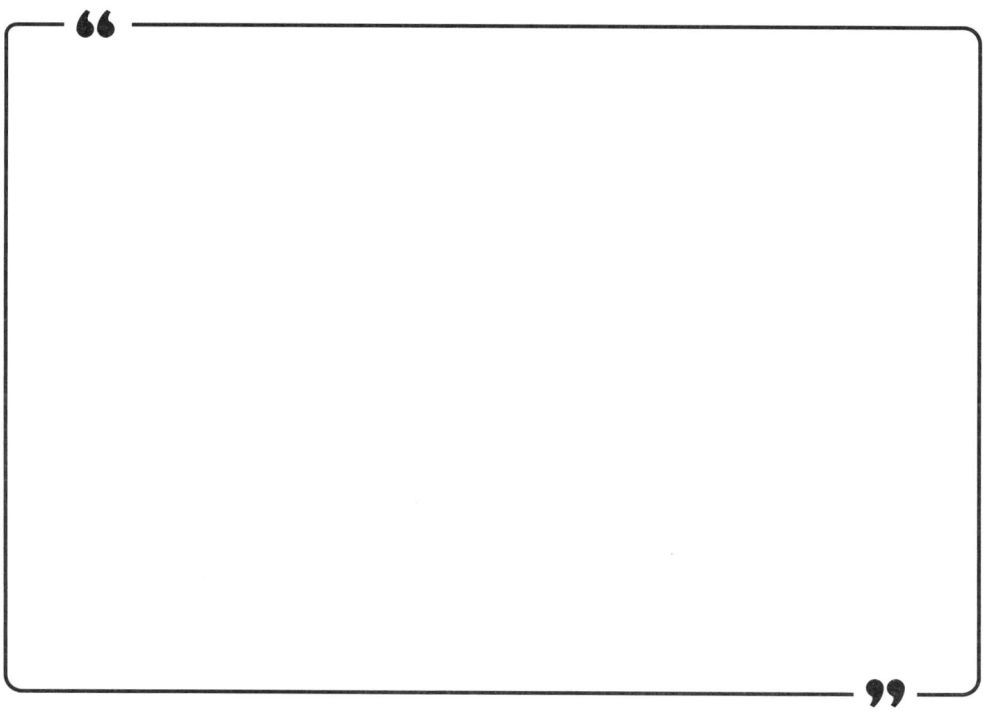

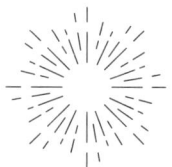 등잔이 계속 타게 하려면 기름을 계속 넣어줘야 한다.
- 마더 테레사

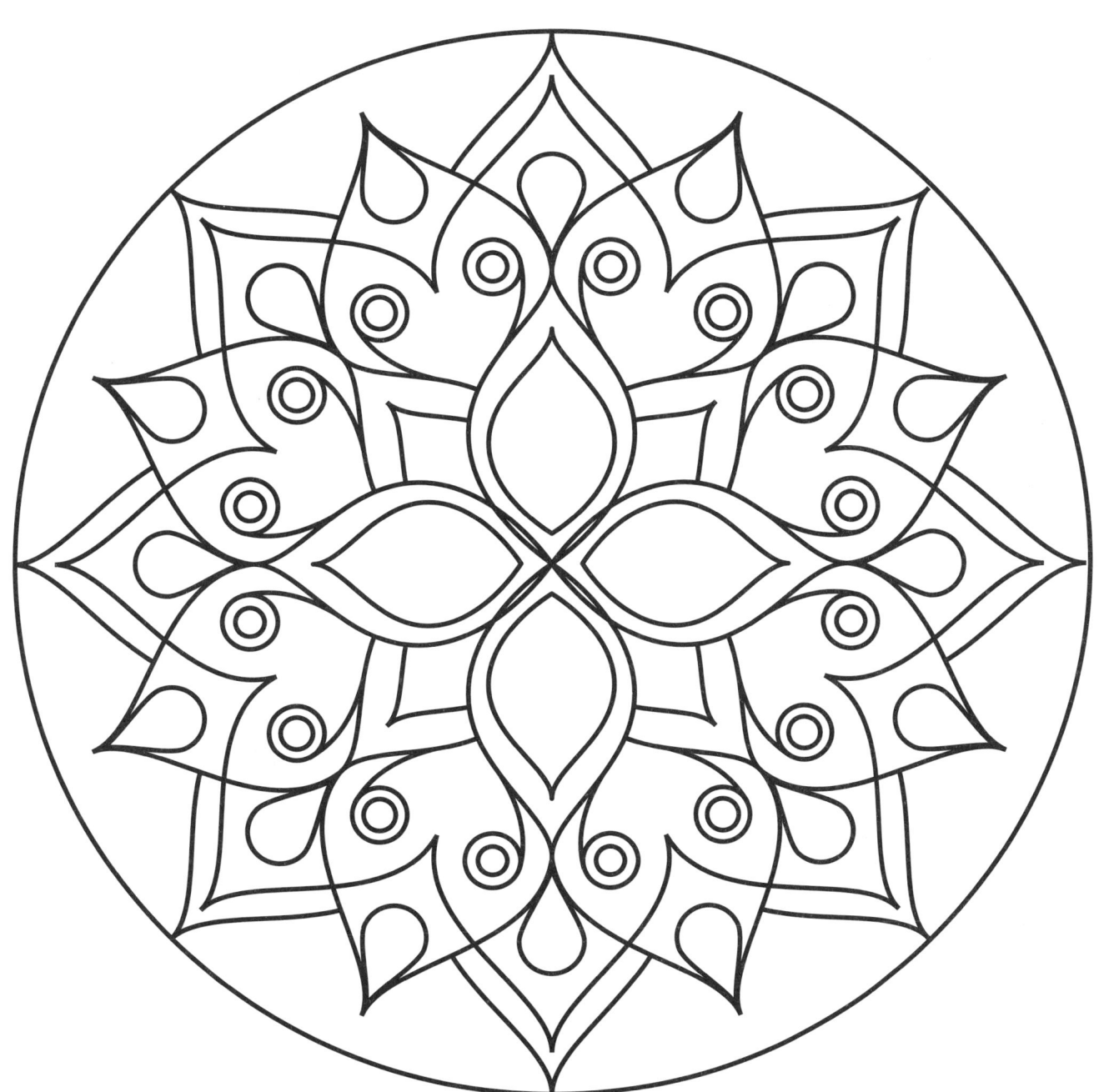

제 목 :

마음 속에 떠오르는 느낌이나 생각을 짧게 정리하기

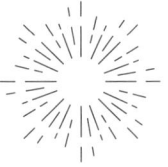 자기 자신에게서 평화를 찾지 못하면 그 어느 곳에서도 평화를 찾지 못할 것이다.
-폴라 벤드리

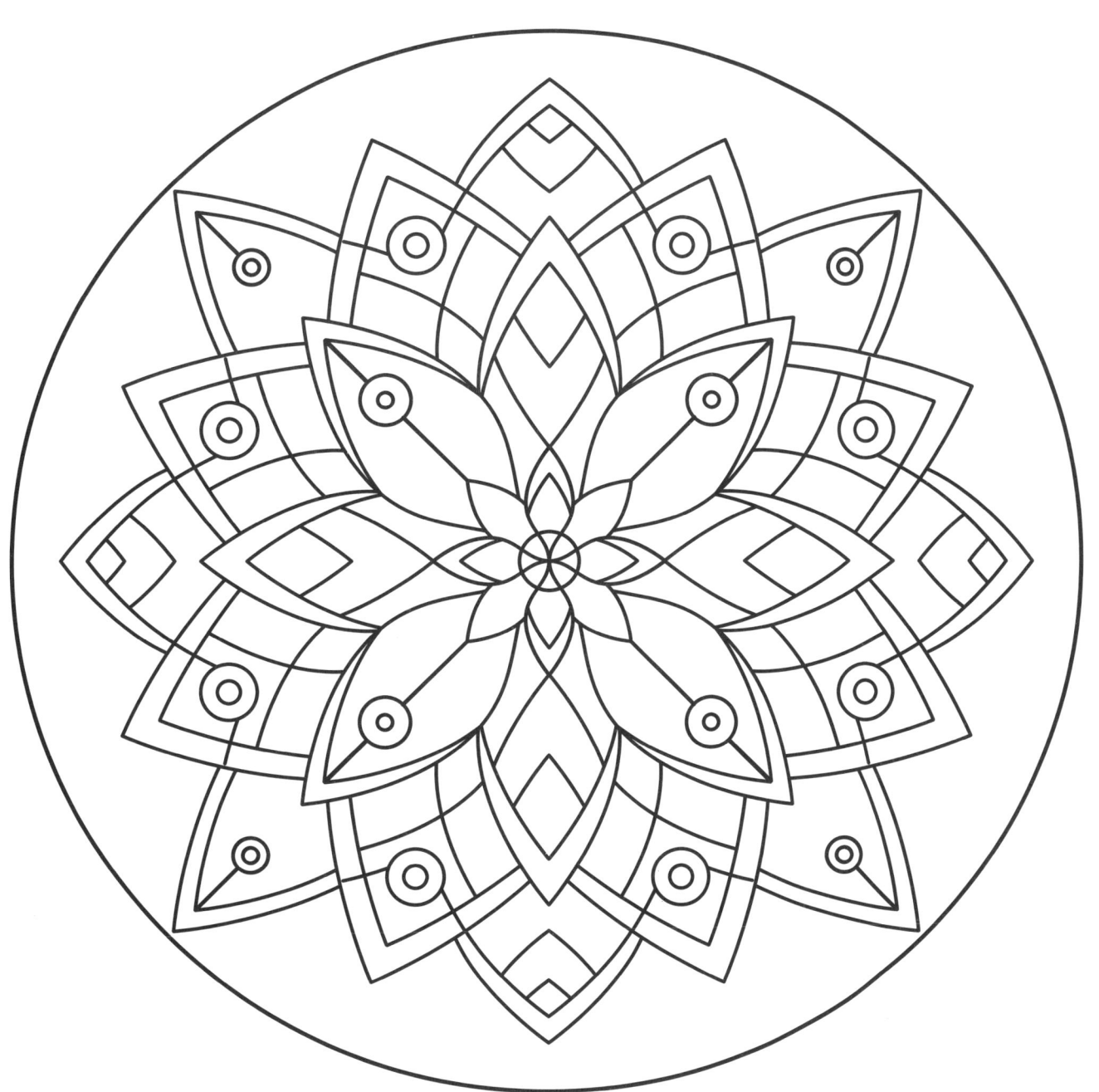

제 목 :

마음 속에 떠오르는 느낌이나 생각을 짧게 정리하기

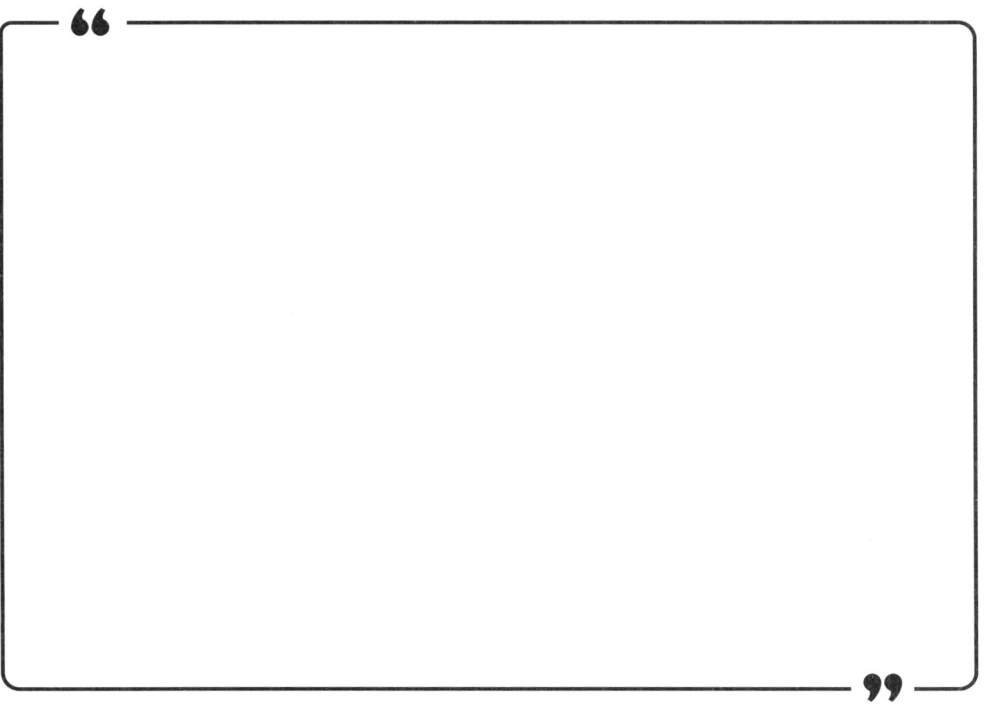

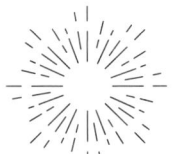 외부로부터의 박수만을 바라는 것은 자신의 모든 행복을 다른 사람들 좋으라고 주어버리는 짓이다.
- 올리버 골드스미스

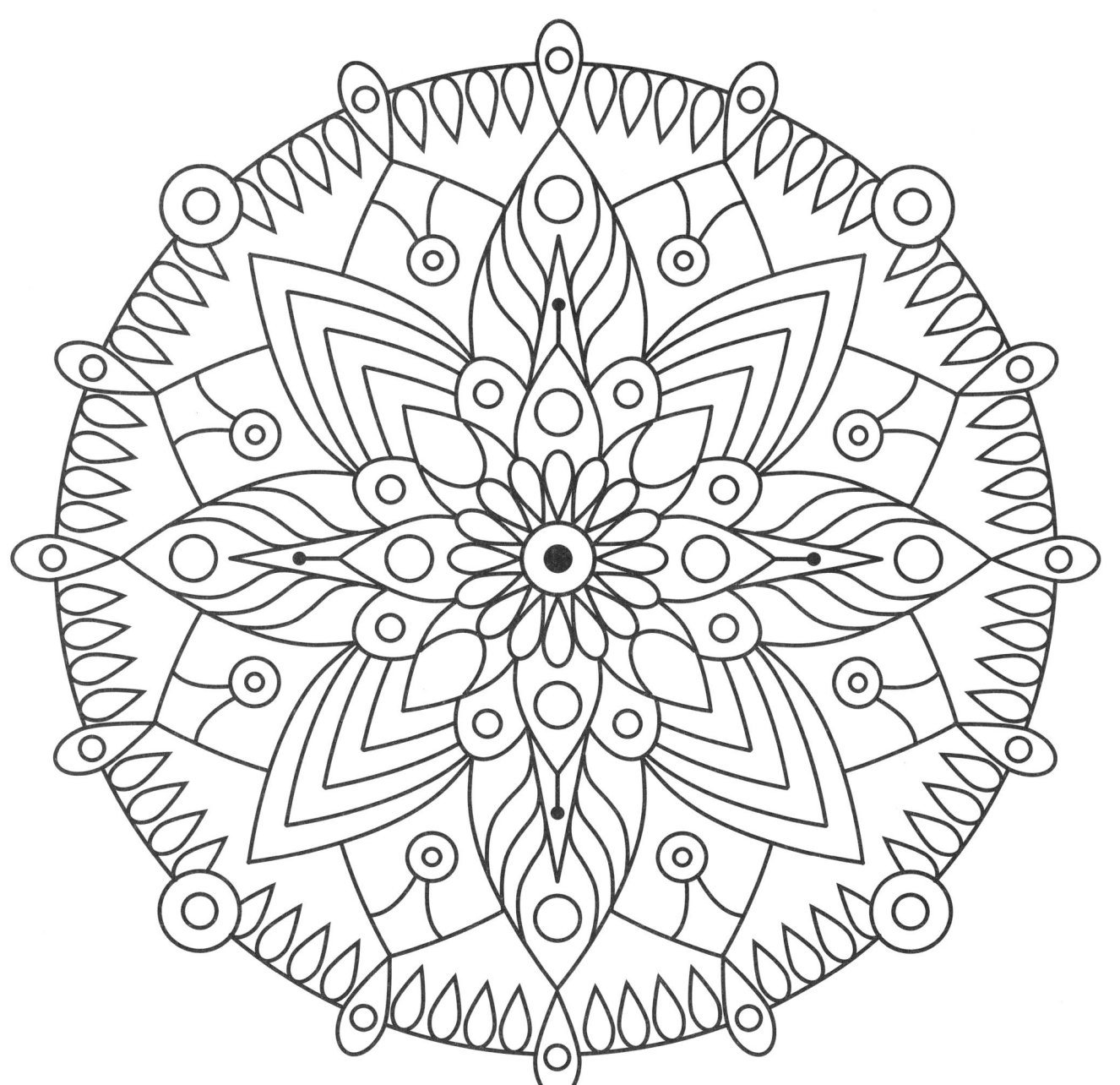

제 목 :

마음 속에 떠오르는 느낌이나 생각을 짧게 정리하기

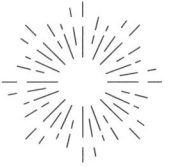 성격은 충분한 시간동안 계속된 습관이다.
-플루타르크

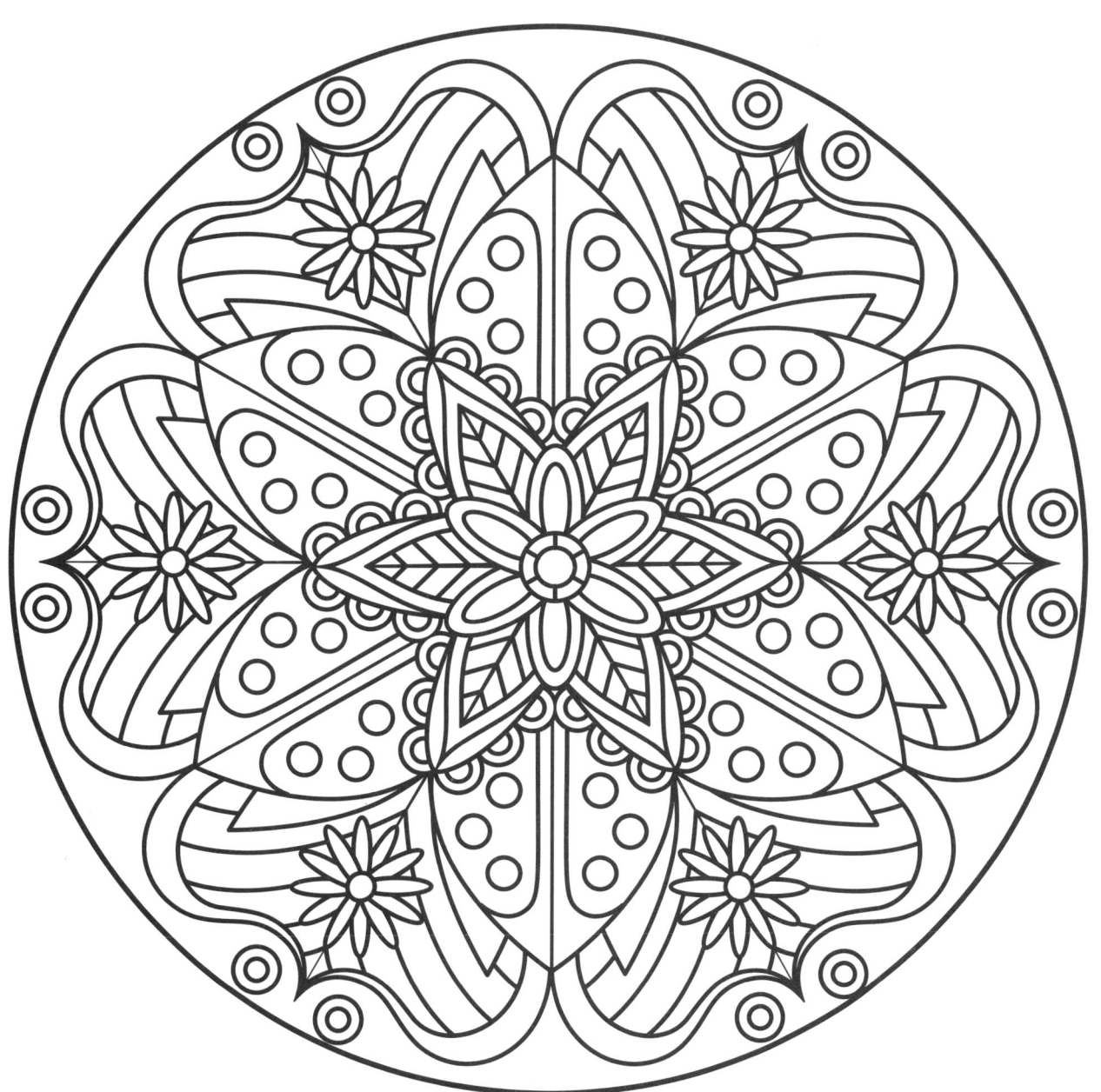

제 목 :

마음 속에 떠오르는 느낌이나 생각을 짧게 정리하기

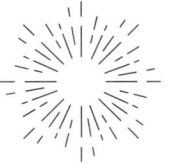 할 수 있는 행동은 자신이 가진 한도 내에서, 자신이 있는 그 자리에서 행하라.
-시어도어 루스벨트

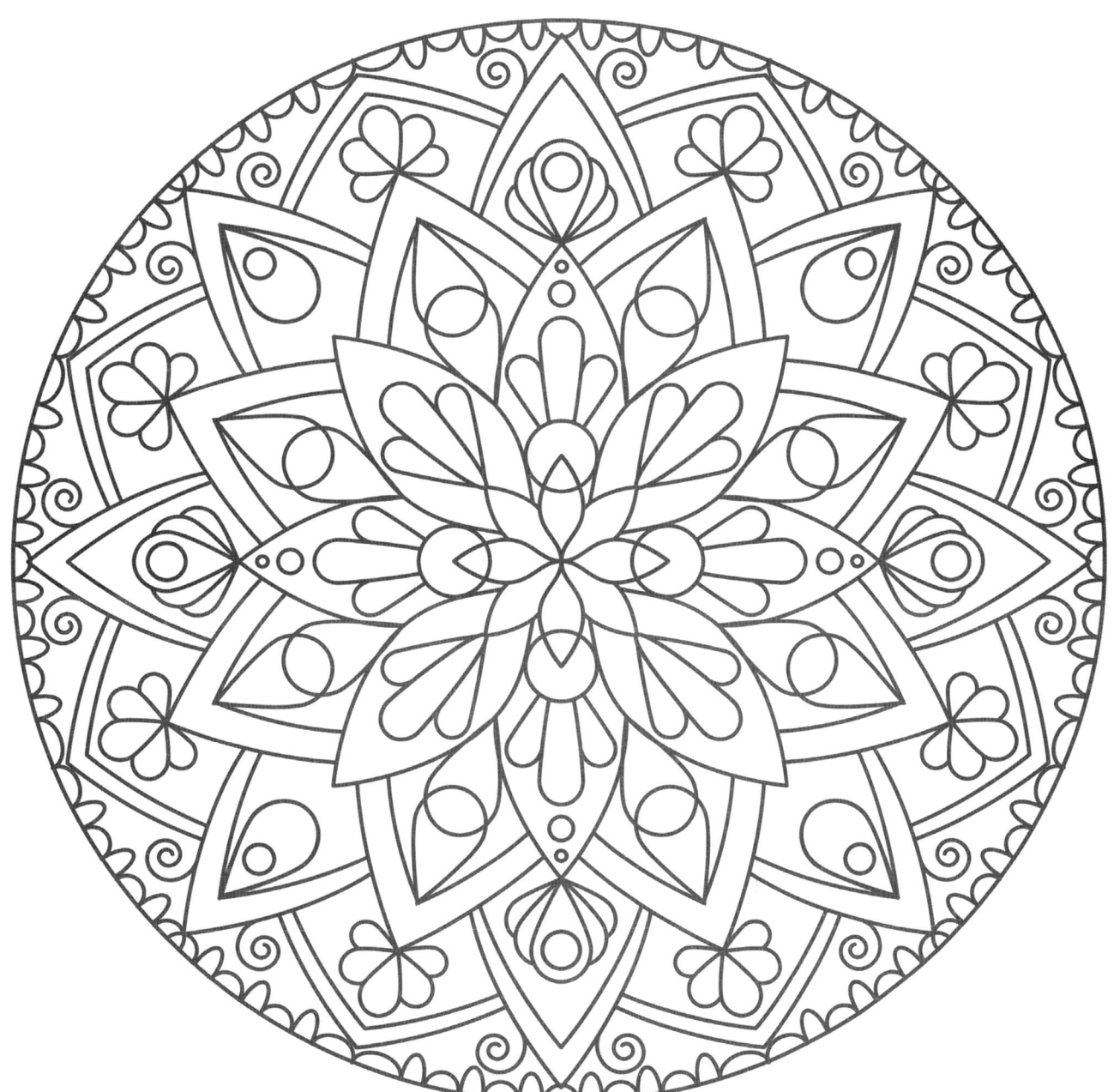

제 목 :

마음 속에 떠오르는 느낌이나 생각을 짧게 정리하기

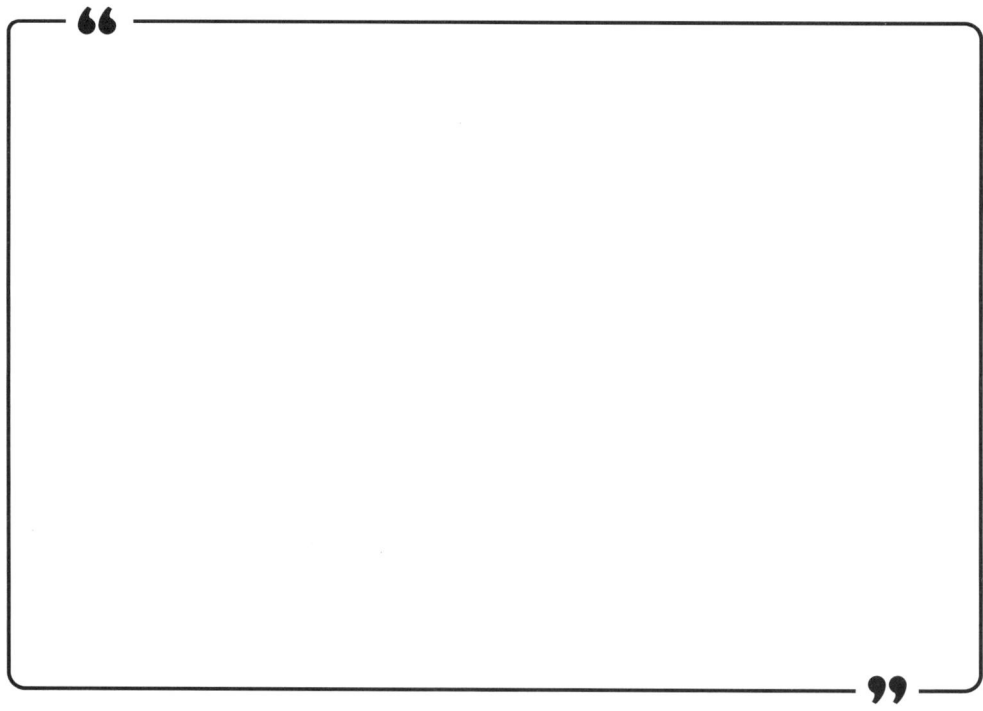

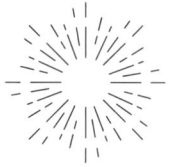
다른 사람과 공정한 플레이를 한다는 것은 무엇보다도 우리가
잘못한 것을 가지고 남 탓을 하지 않는 것이다.
-에릭 호퍼

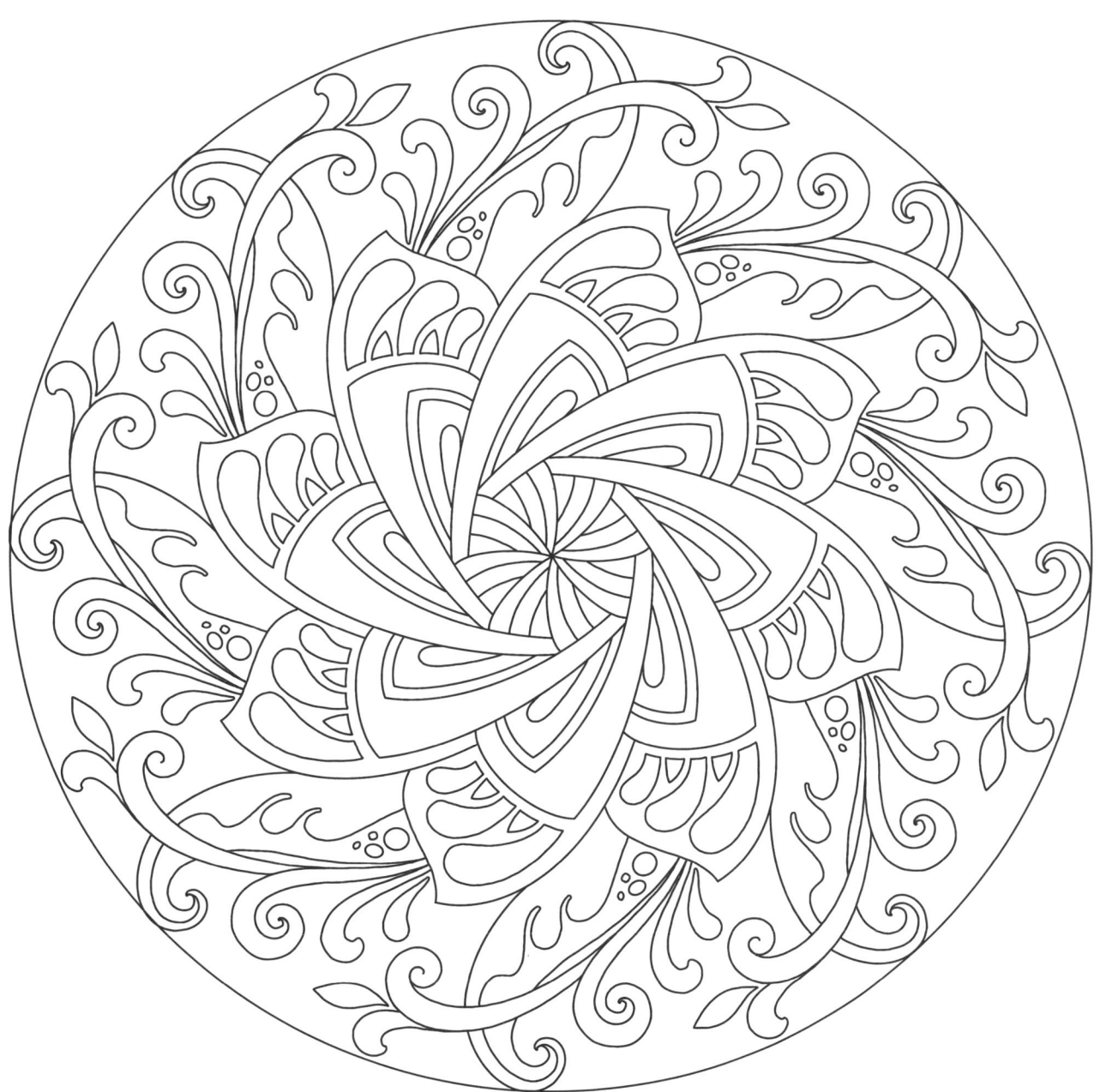

제 목 :

마음 속에 떠오르는 느낌이나 생각을 짧게 정리하기

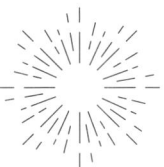 우리의 행동은 단순한 돌진이 아니라 노력해서 얻어진 고요함에서 비롯되어야만 한다.
-D. H. 로렌스

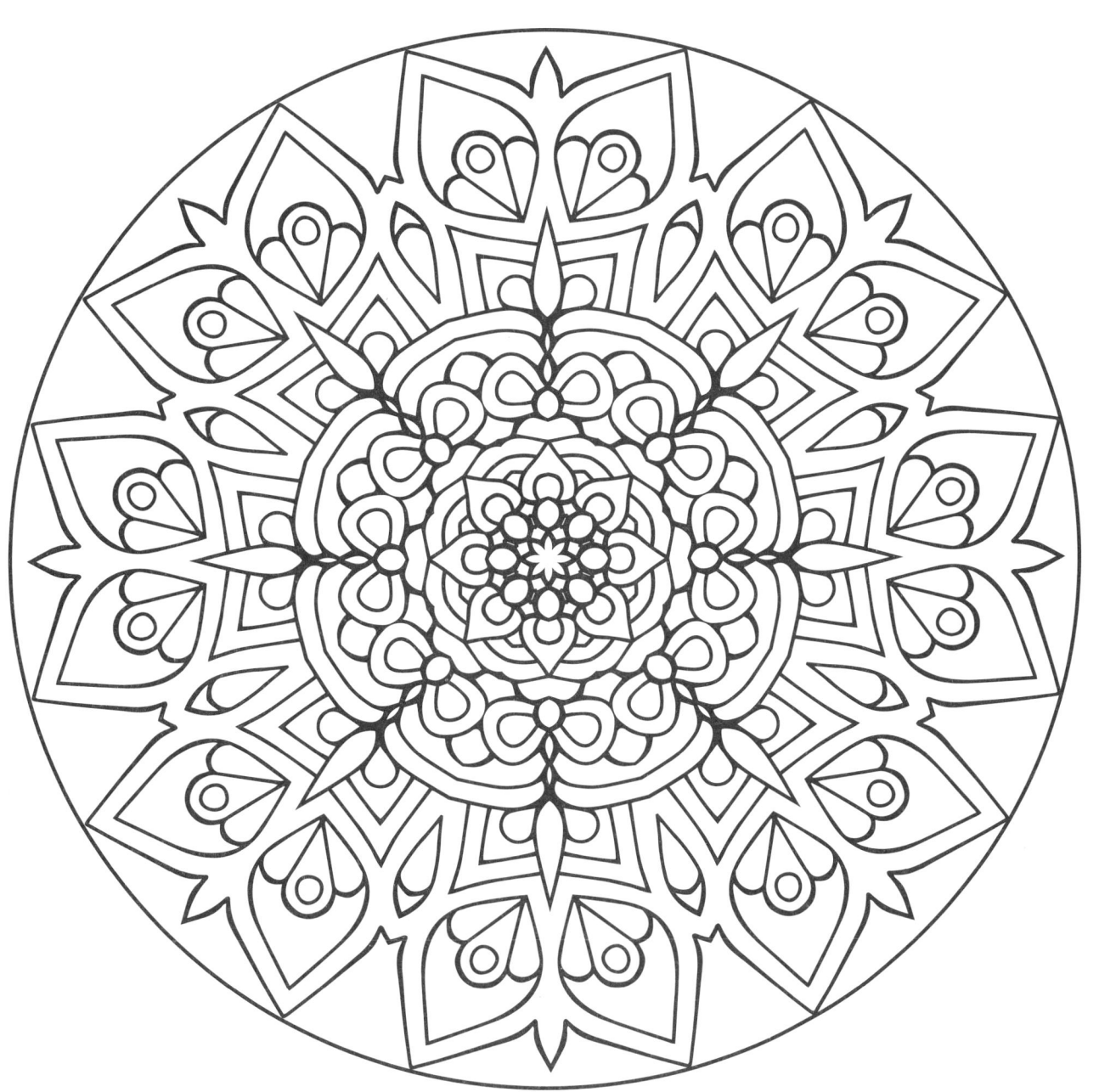

제 목 :

마음 속에 떠오르는 느낌이나 생각을 짧게 정리하기

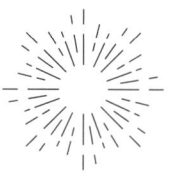 속내를 드러내 보이는 것은 그다지 좋은 계획이라고 할 수 없다.
속내란 속에 둘 때 가장 제 기능을 잘 발휘한다.
-마거릿 대처

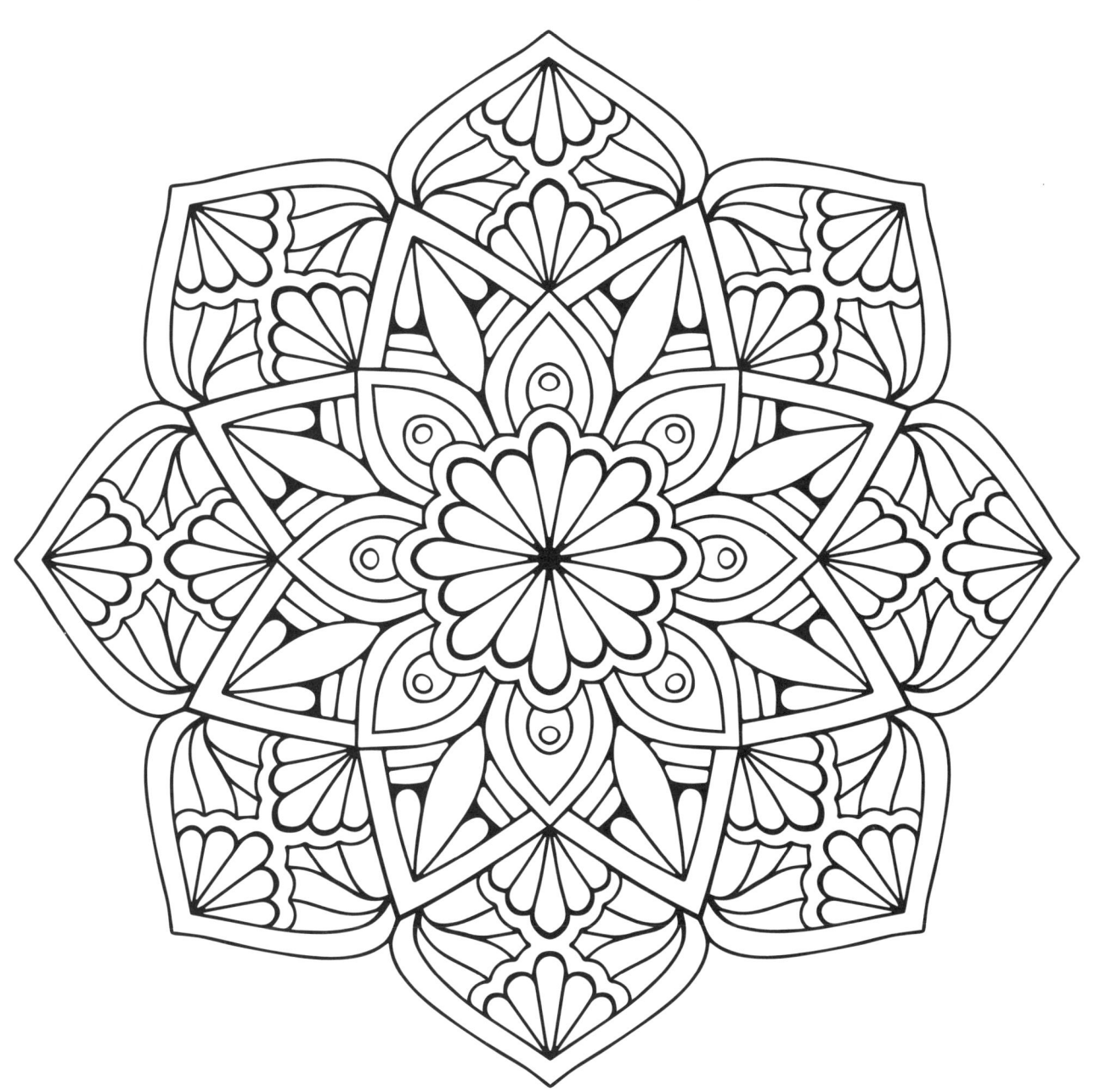

제 목 :

마음 속에 떠오르는 느낌이나 생각을 짧게 정리하기

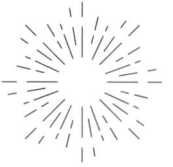 속에 있는 것을 모두 다 겉으로 표현해내야만 보다 맑고 순수한 흐름이 나올 수 있다.
-브렌다 어랜드

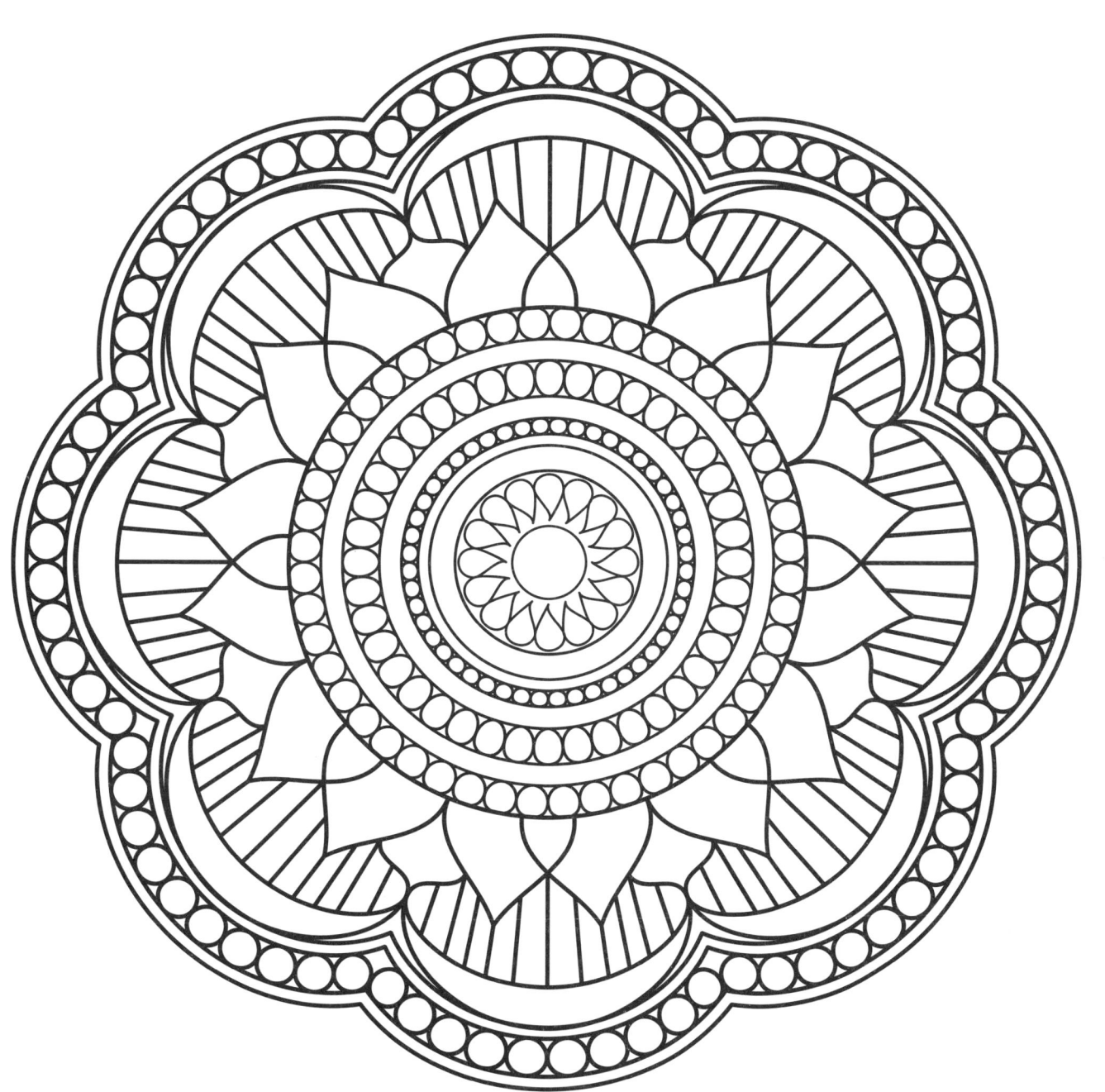

제 목 :

마음 속에 떠오르는 느낌이나 생각을 짧게 정리하기

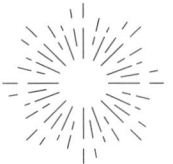 속이 후련하게 웃는 것, 그리고 푹 자는 것, 이것이 의사의 책에
나와 있는 가장 좋은 두 가지 치료 방법이다.
-아일랜드 속담

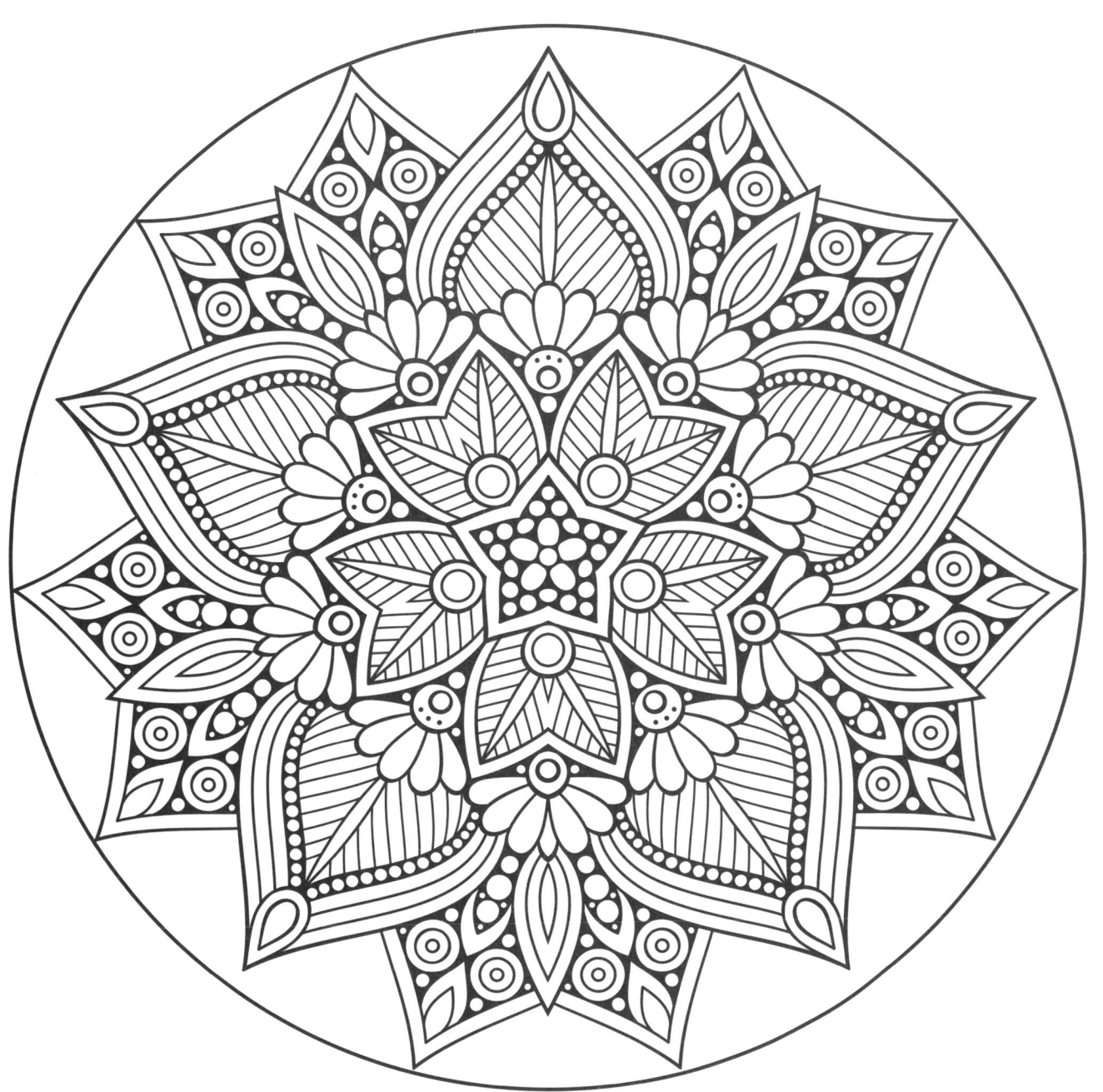

제 목 :

마음 속에 떠오르는 느낌이나 생각을 짧게 정리하기

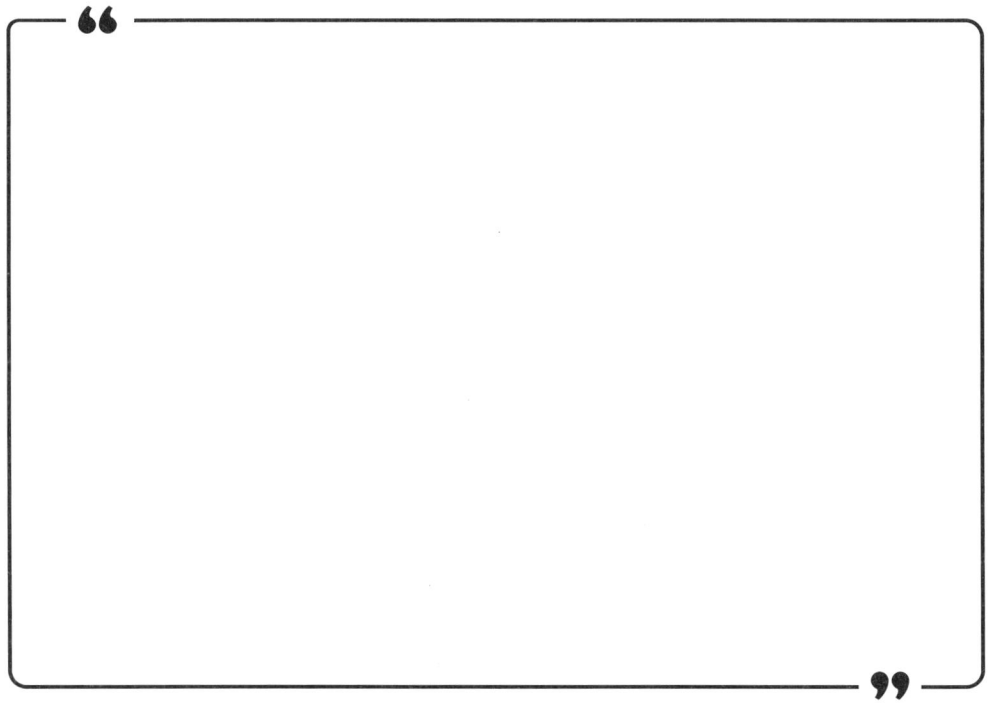

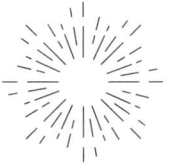 창의적인 아이디어를 구한다면 밖으로 나가 걸어라. 천사들은 산책을 나가는 인간에게 속삭인다.
-레이먼드 인먼

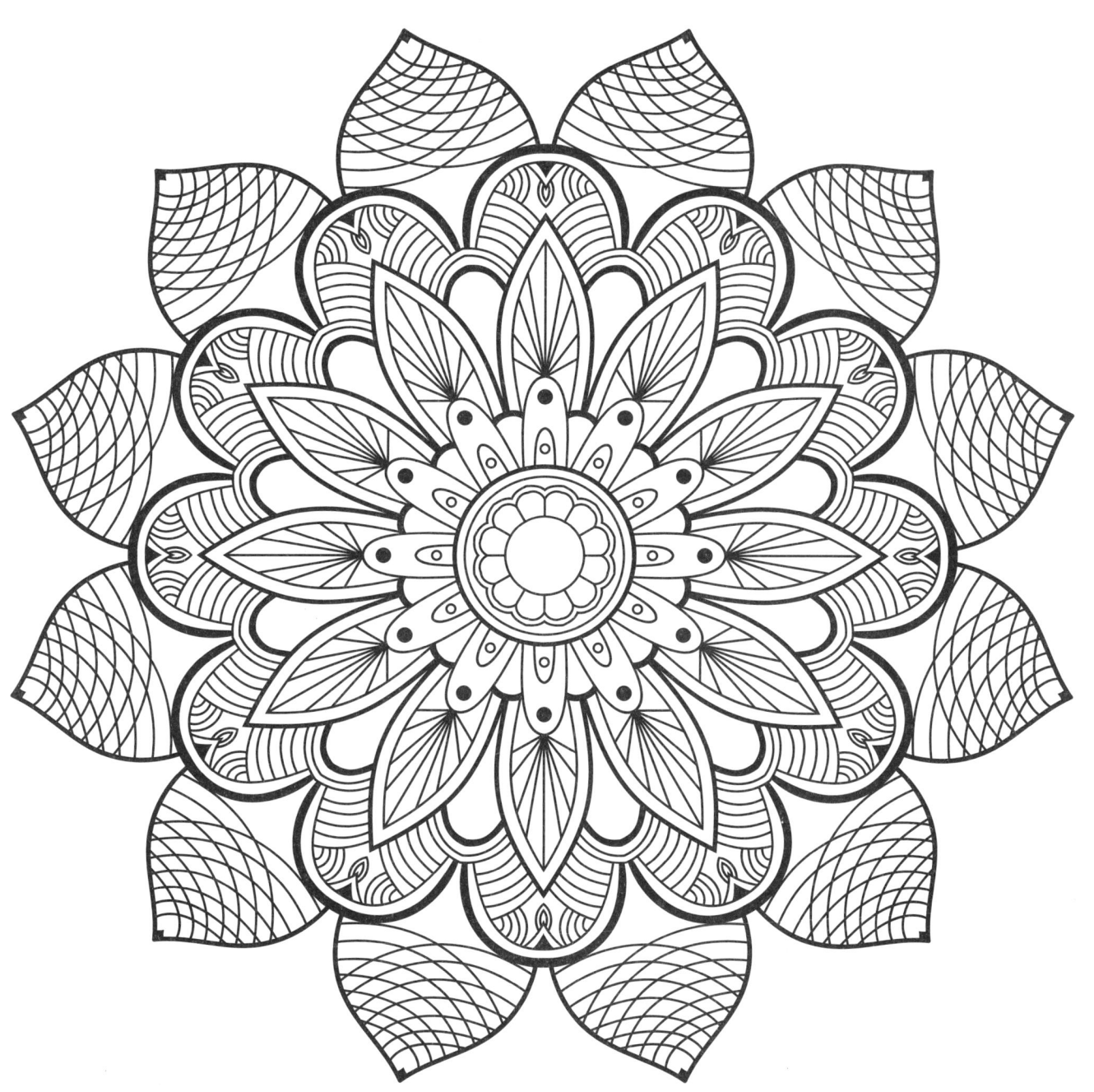

제 목 :

마음 속에 떠오르는 느낌이나 생각을 짧게 정리하기

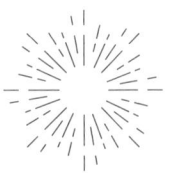 자신의 값어치를 계산할 수 있는 사람은 자기 자신뿐이다.
-펄 베일리

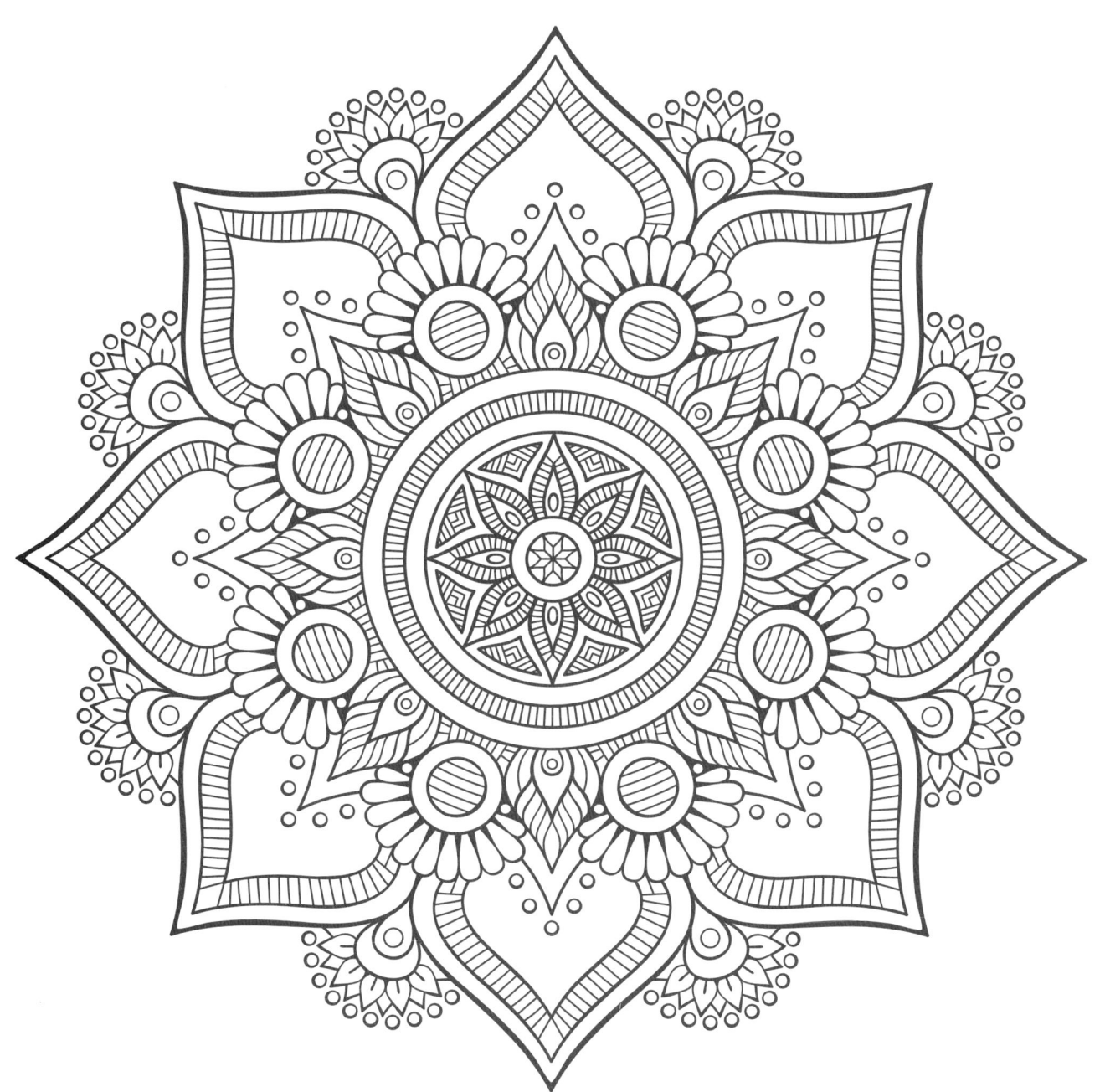

제 목 :

마음 속에 떠오르는 느낌이나 생각을 짧게 정리하기

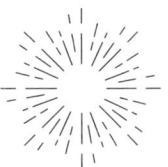 건강은 거대한 단어이다. 이것은 몸뿐 아니라 정신과 영혼까지
다 품고 있는 단어이다.
-제임스 웨스트

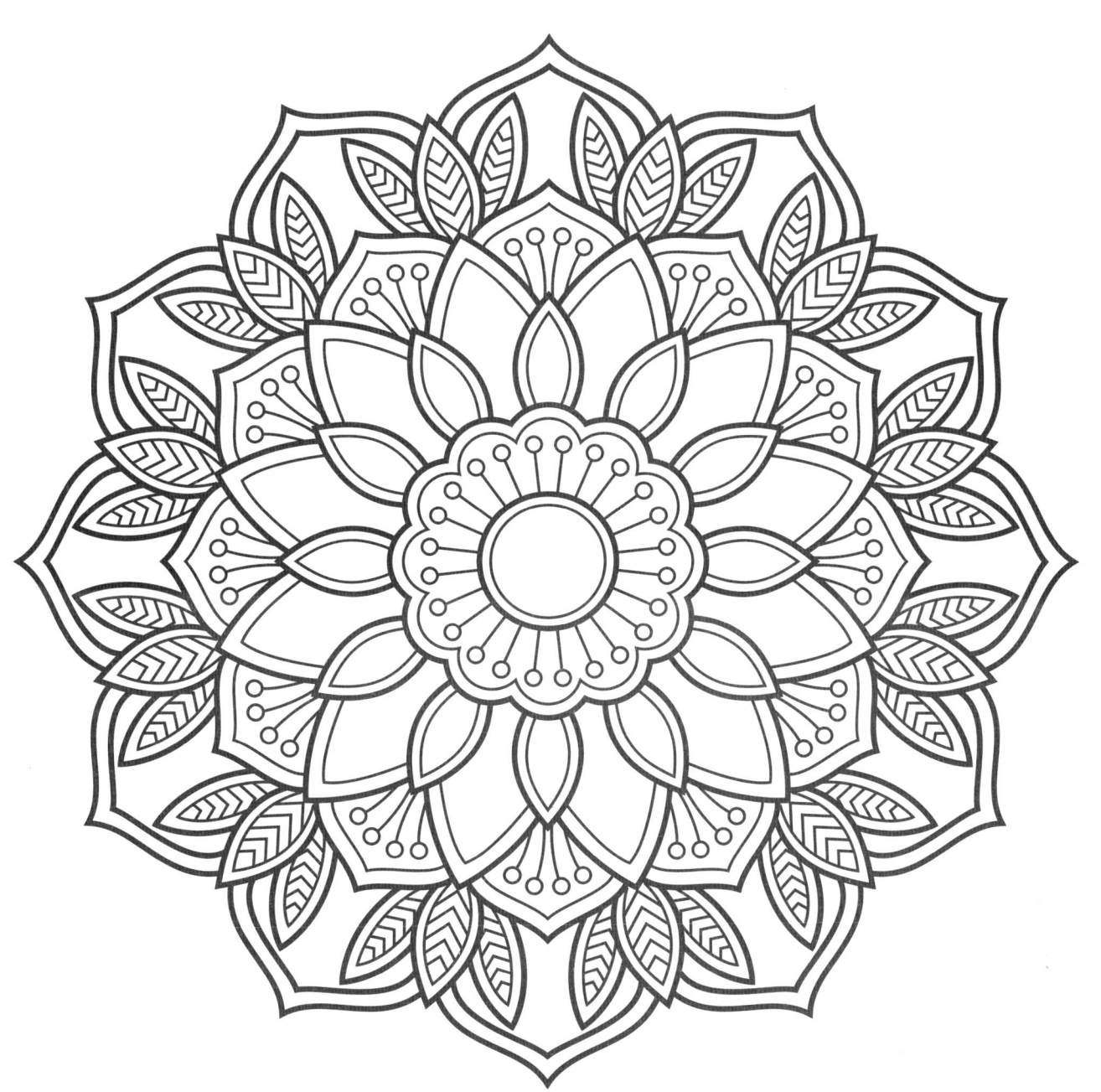

제 목 :

마음 속에 떠오르는 느낌이나 생각을 짧게 정리하기

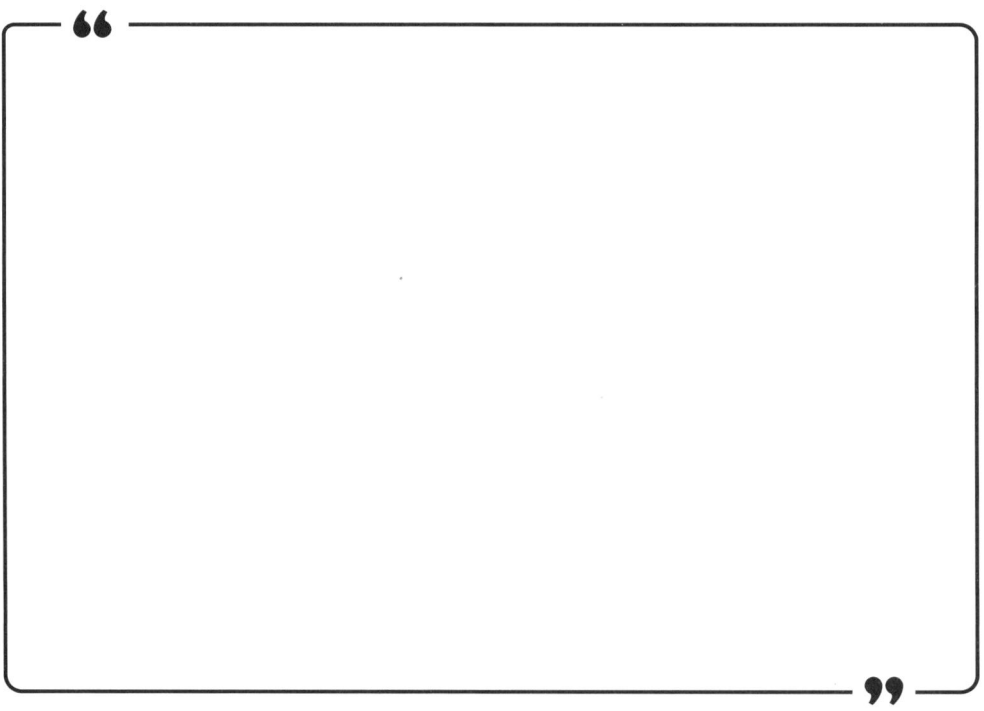

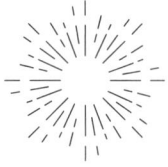
우리는 뭔가 생산하기 위해서가 아니라 시간에 가치를 더해주기 위해 일한다.
-외젠 들라크루아

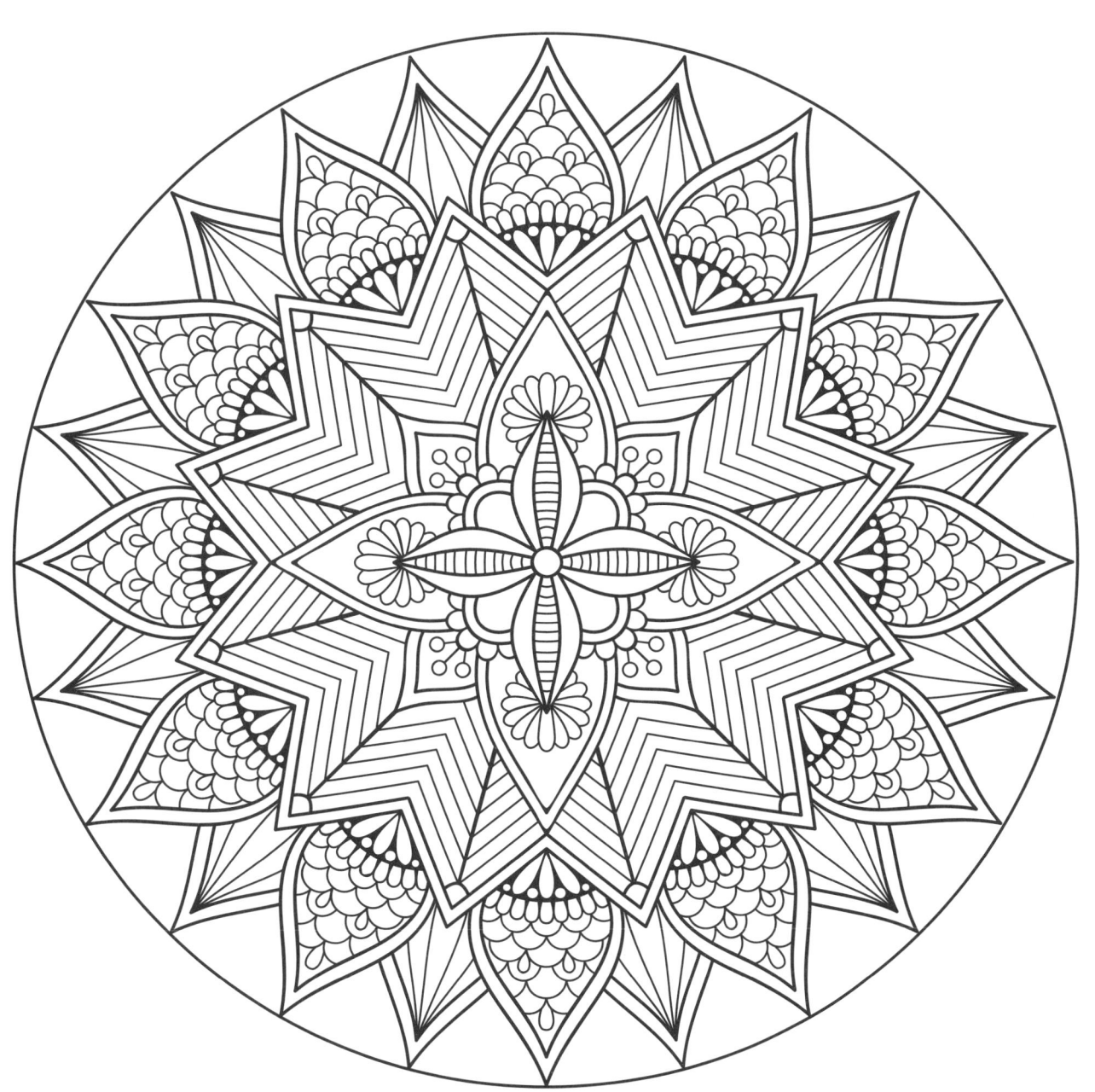

제 목 :

마음 속에 떠오르는 느낌이나 생각을 짧게 정리하기

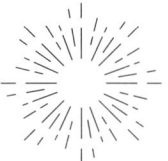

지혜는 하루하루를 사는 동안 그 하루가 준 귀중한 것을 거두어 모으는 데 있다.
-E, S. 보턴

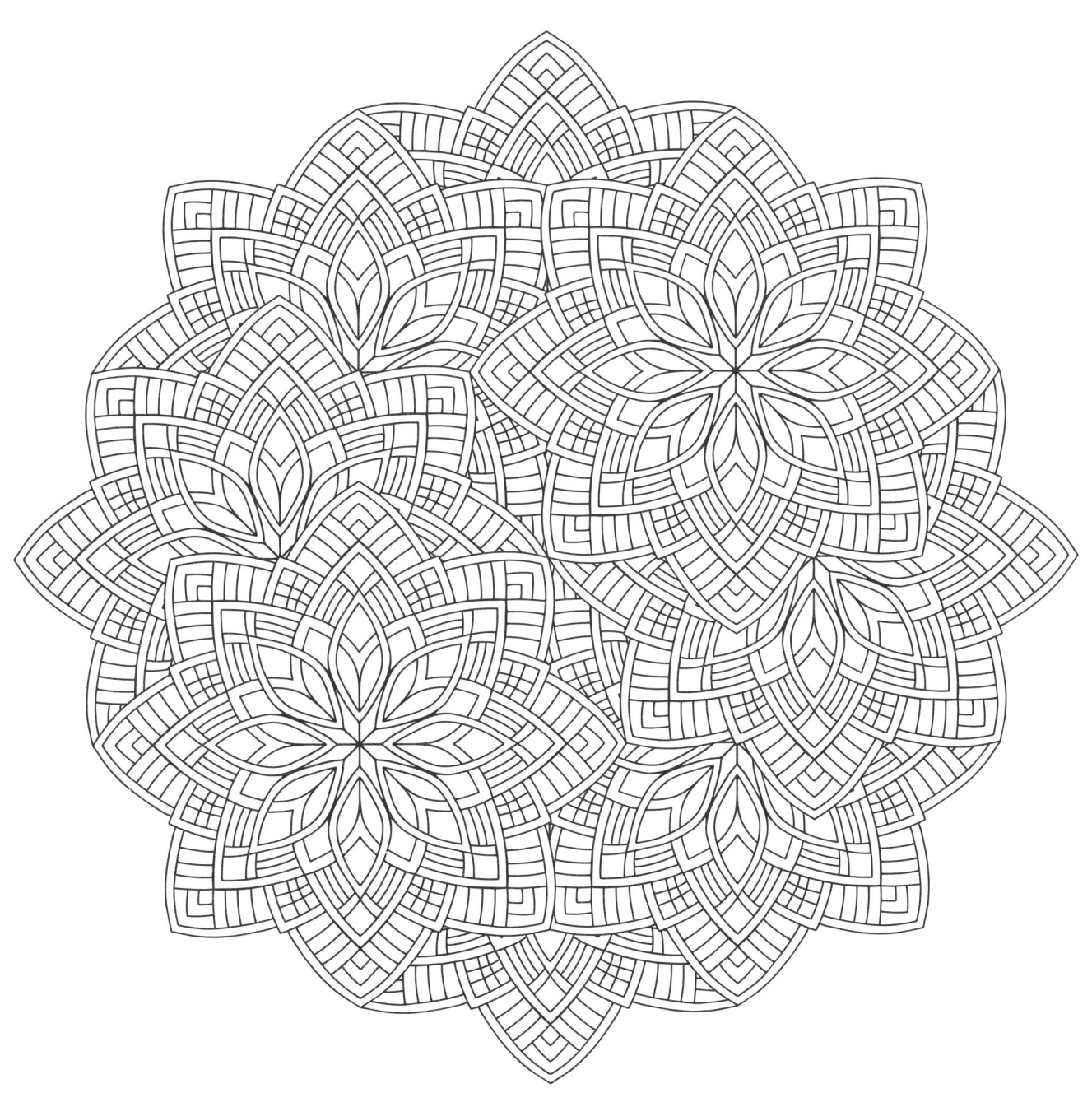

제 목 :

마음 속에 떠오르는 느낌이나 생각을 짧게 정리하기

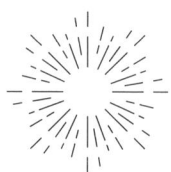 부유하다는 것은 가진 게 많다는 것이 아니라 바라는 게 적다는 것이다.
-에스터 드 월

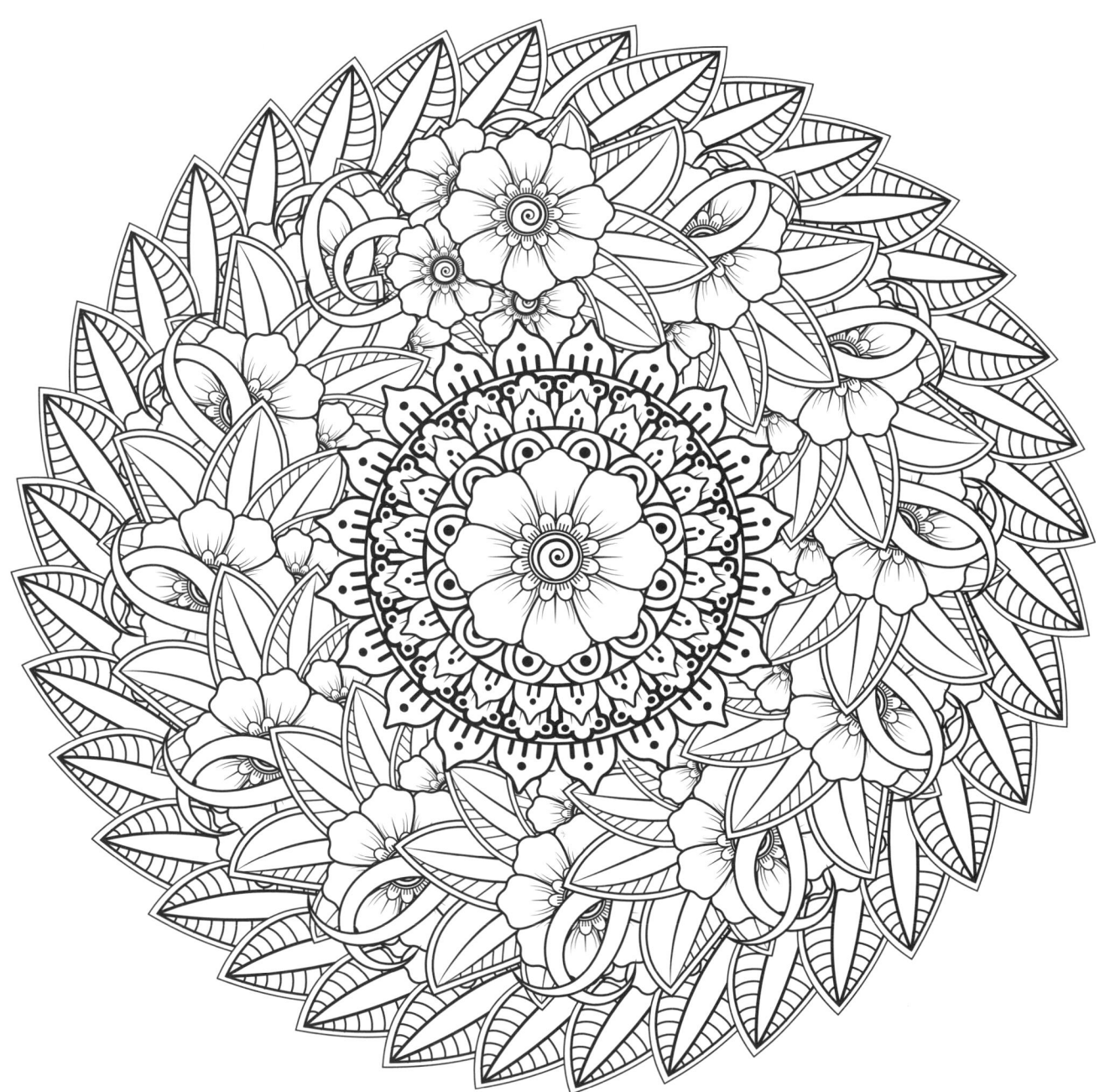

제 목 :

마음 속에 떠오르는 느낌이나 생각을 짧게 정리하기

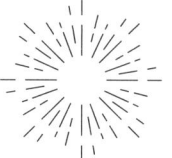 바로 우리 육신 안에 깊은 지혜가 들어 있는데, 정신을 똑바로
차리지 않는 한 느낄 수 없다.
-엘리자베스 뱅크

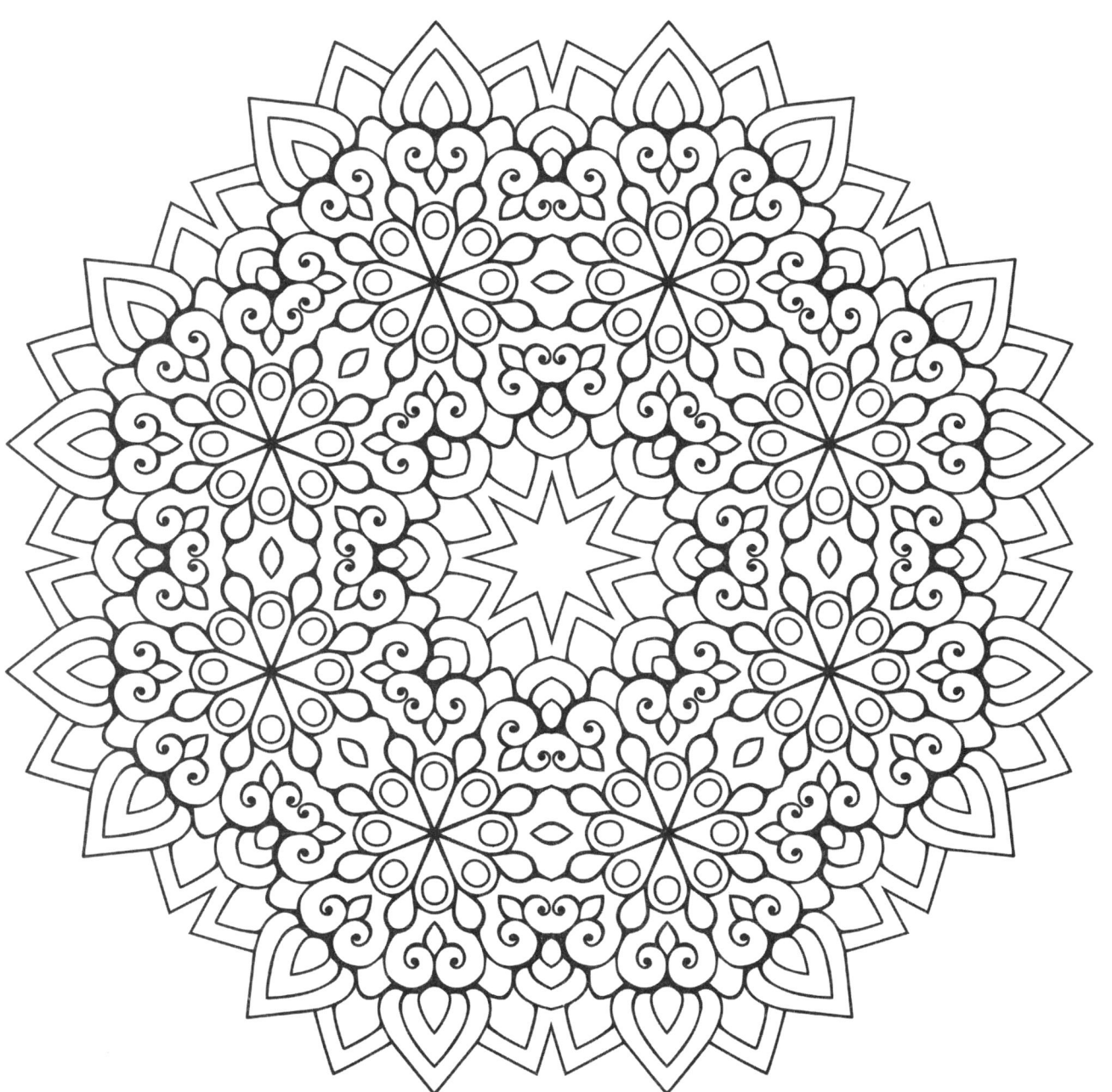

제 목 :

마음 속에 떠오르는 느낌이나 생각을 짧게 정리하기

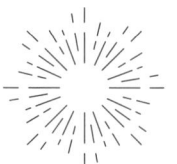

자기 자신을 믿는 순간, 어떻게 살 것인지 알게 될 것이다.
-요한 볼프강 폰 괴테

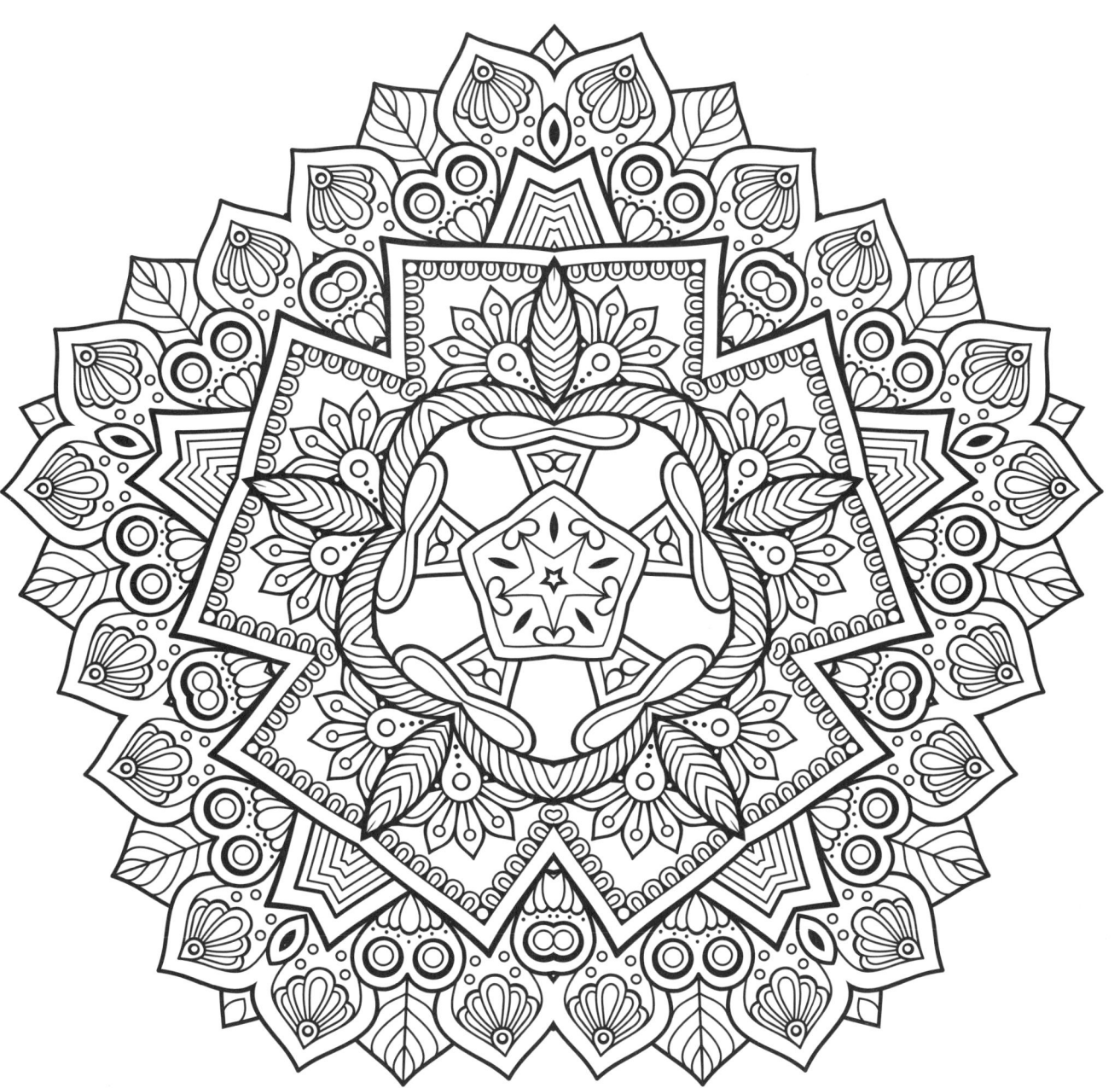

제 목 :

마음 속에 떠오르는 느낌이나 생각을 짧게 정리하기

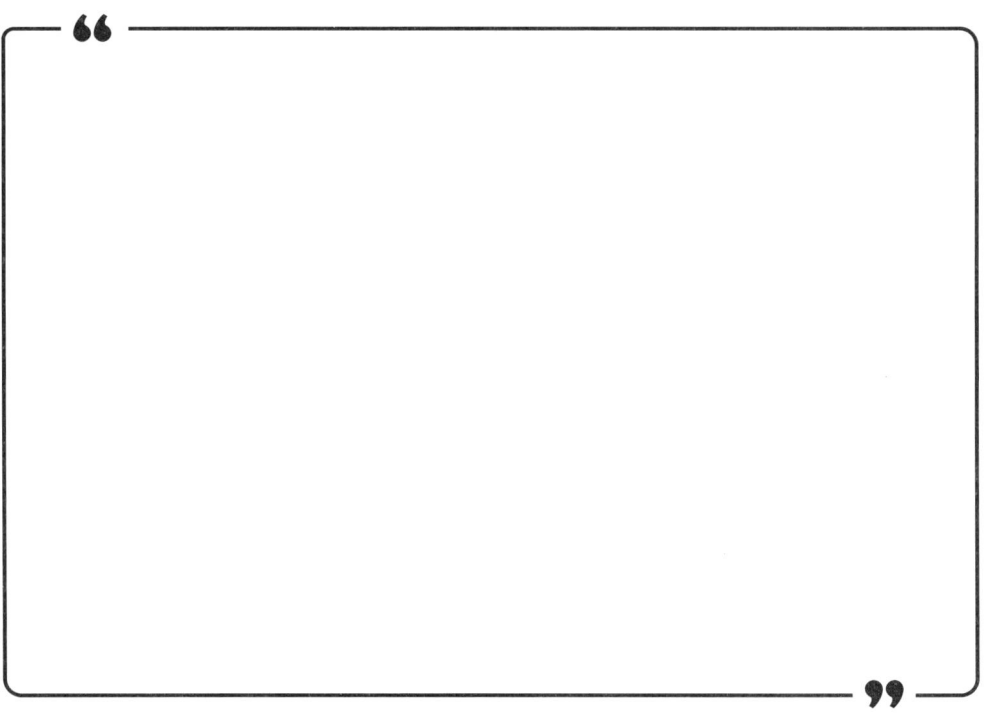

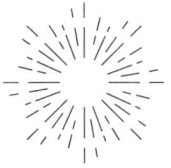 자아존중은 수련의 열매이고, 존엄은 자신에게 "No"라고 할 수 있는 능력과 더불어 자란다.
-아브라함 요슈아 헤셀

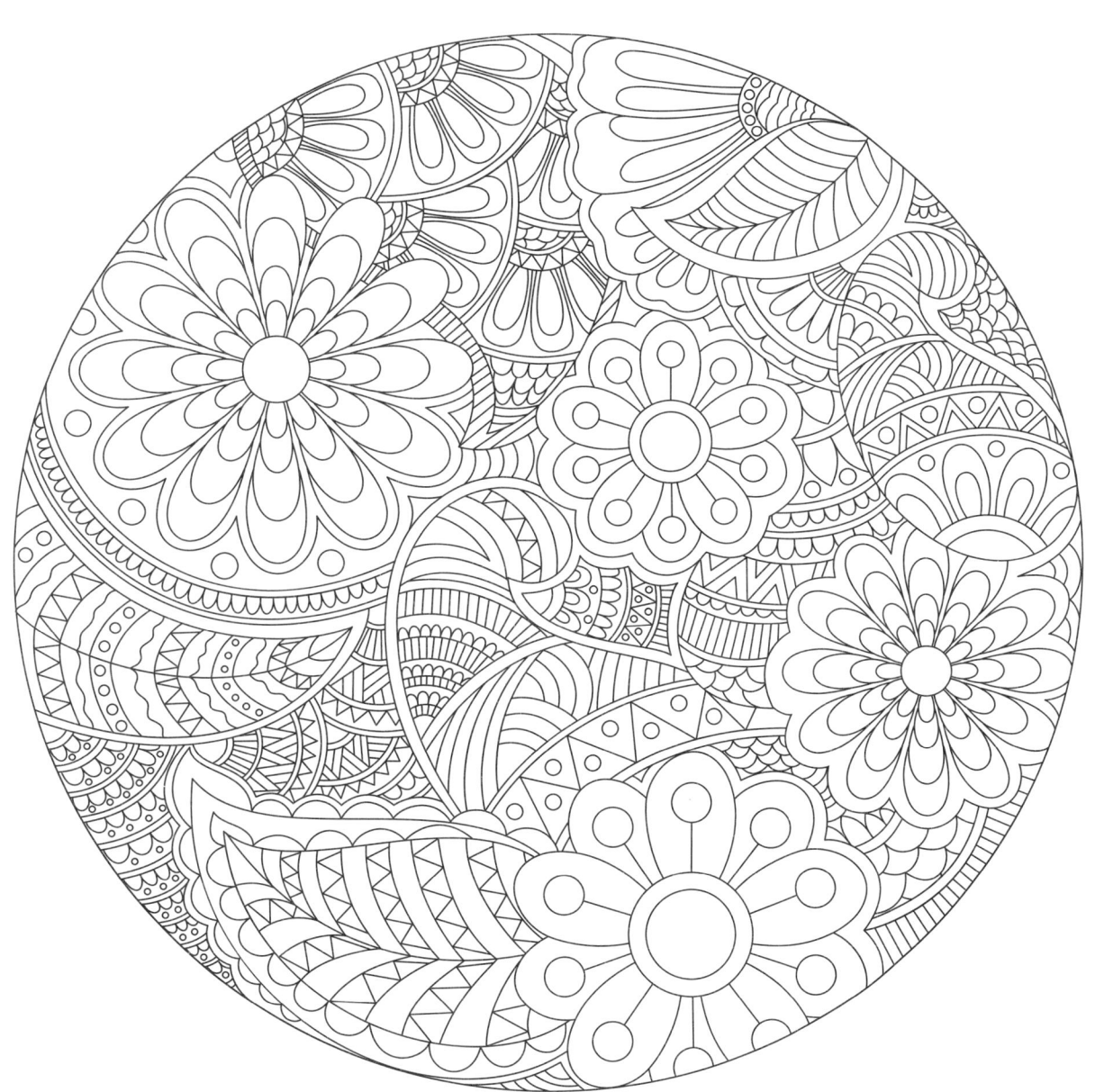

제 목 :

마음 속에 떠오르는 느낌이나 생각을 짧게 정리하기

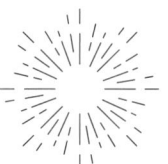 골이 깊으면 산이 높듯이 인생살이의 고난이 쌓일수록 기쁨도 그만큼 더 깊어진다.
-새뮤얼 존슨

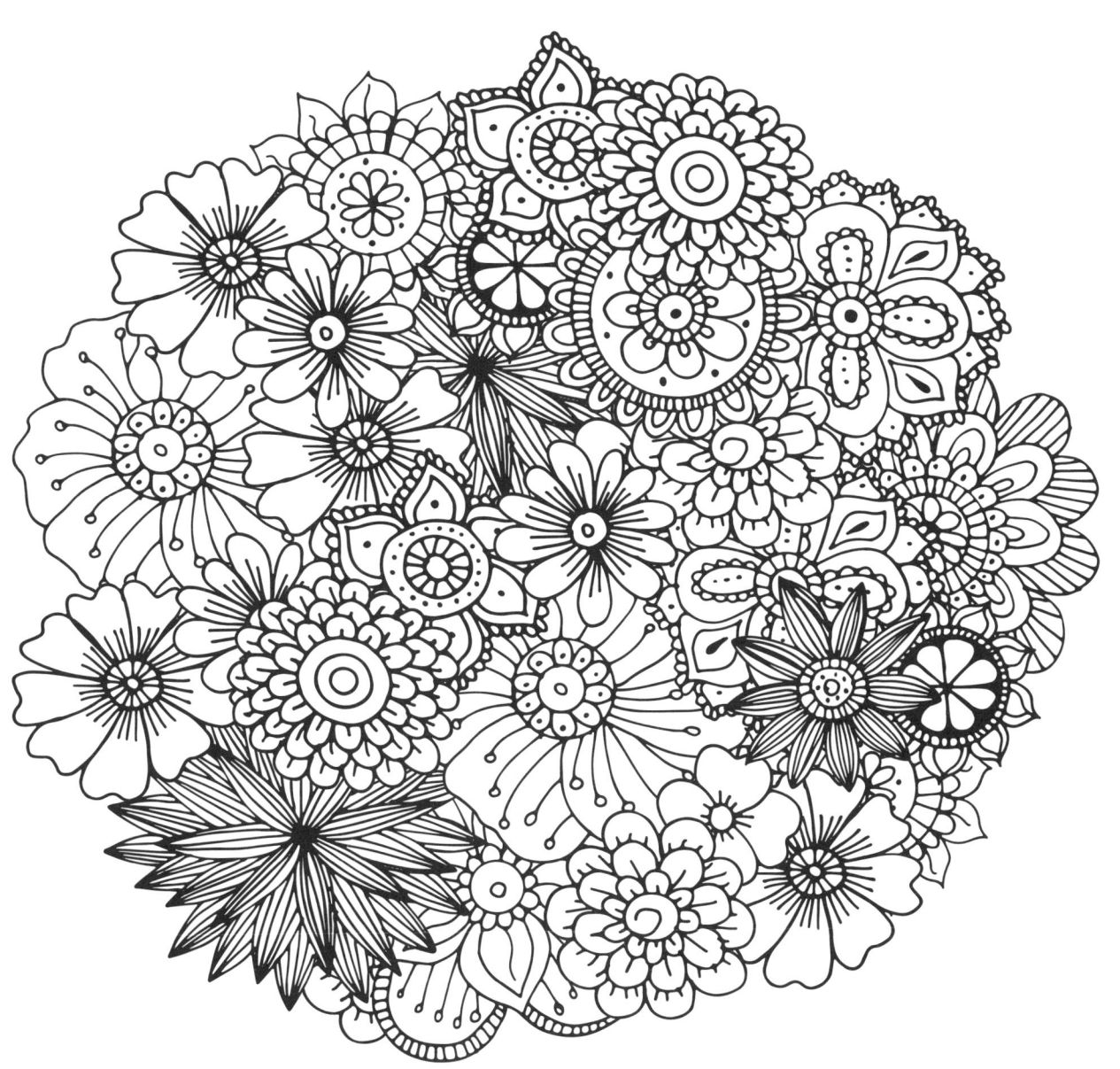

제 목 :

마음 속에 떠오르는 느낌이나 생각을 짧게 정리하기

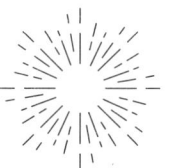
너무 사소해서 기도로 바꿀 수 없는 근심이라면 어깨에 짊어질
짐으로 만들기에도 너무 사소한 것이다.
-코리 텐 붐

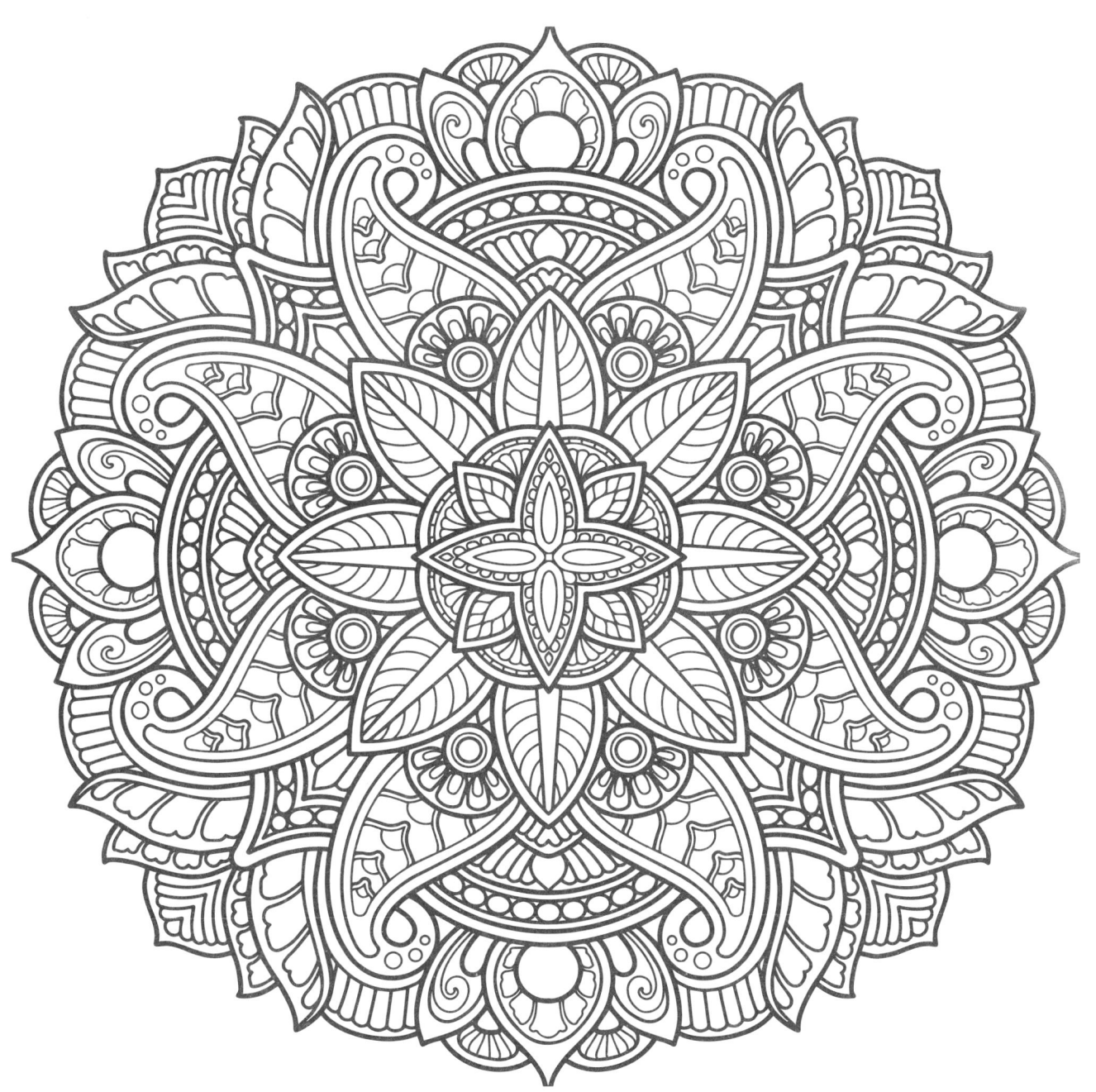

제 목 :

마음 속에 떠오르는 느낌이나 생각을 짧게 정리하기

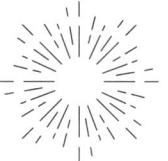
진심을 다해 보낸 하루는 세상을 발견하는 데 충분하고도 남는 시간이다.
-제임스 러셀 로웰

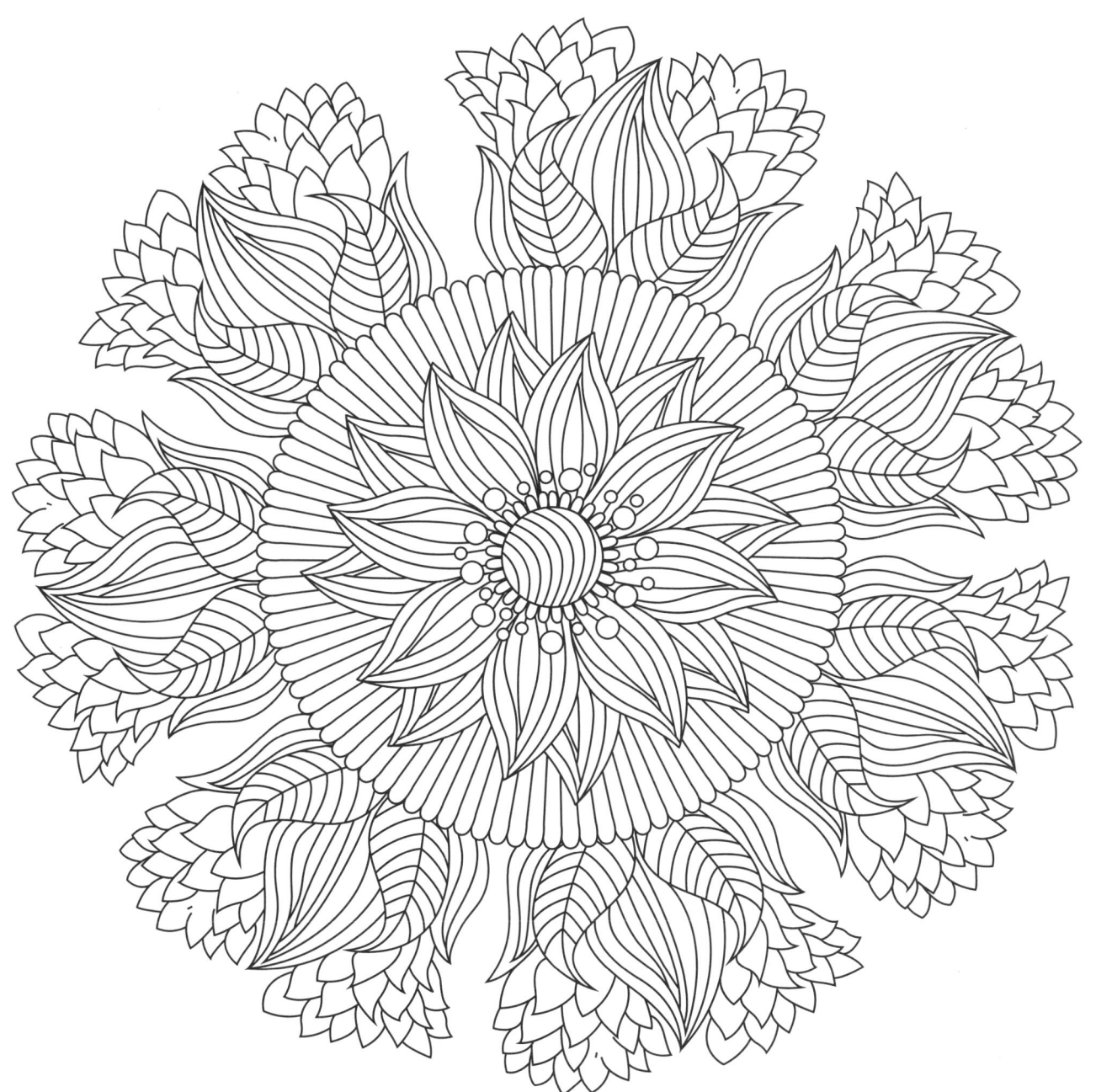

제 목 :

마음 속에 떠오르는 느낌이나 생각을 짧게 정리하기

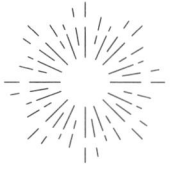

소박하고 꾸밈없이 사는 자세는 모든 사람들에게 가장 좋고,
몸과 마음에 가장 좋다고 믿는다.
-알베르트 아인슈타인

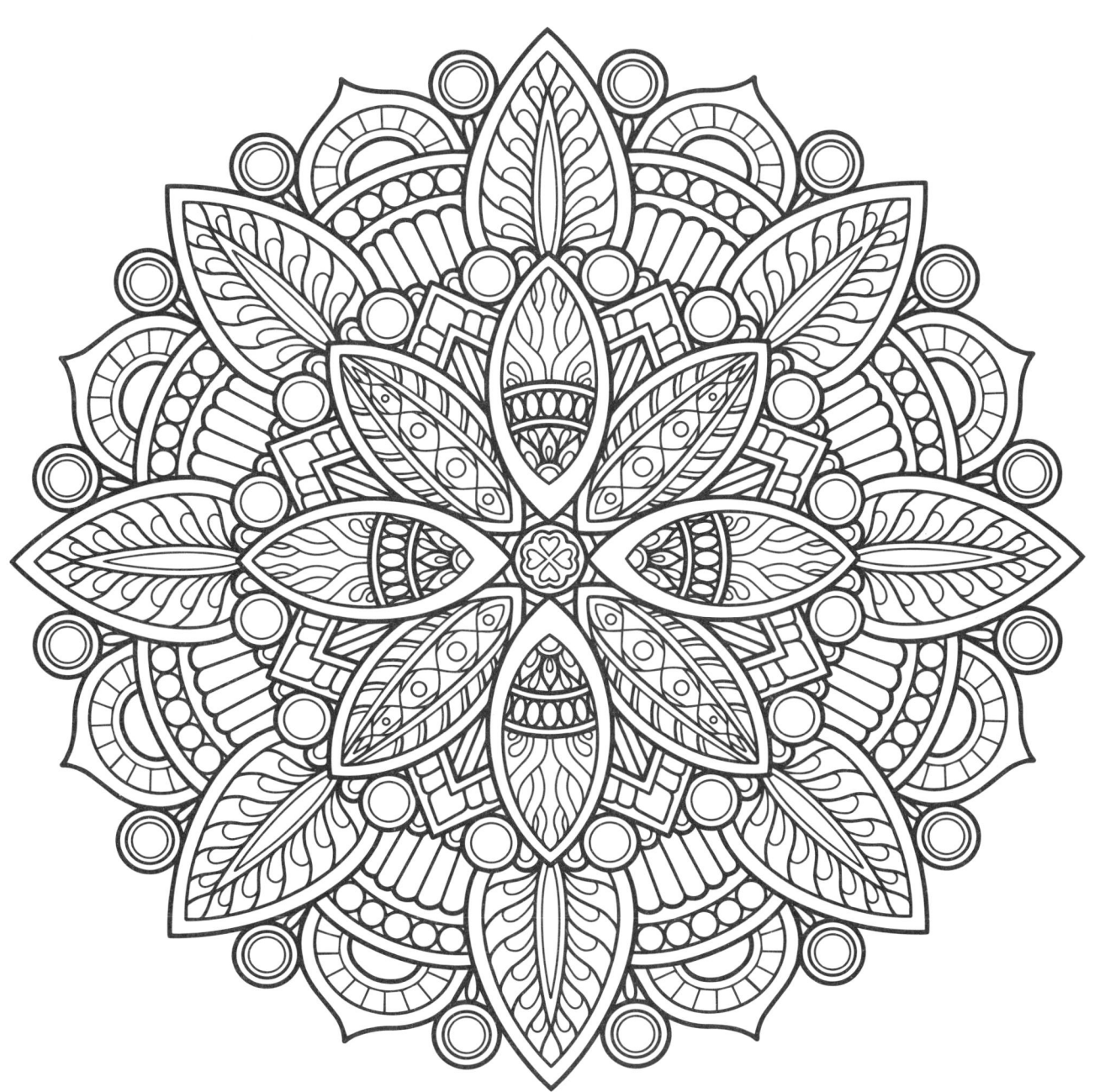

제 목 :

마음 속에 떠오르는 느낌이나 생각을 짧게 정리하기

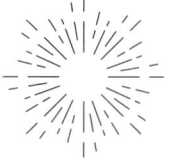 자연은 서두르는 법이 없건만, 그래도 삼라만상은 제 할 일을 다 해낸다.
-노자

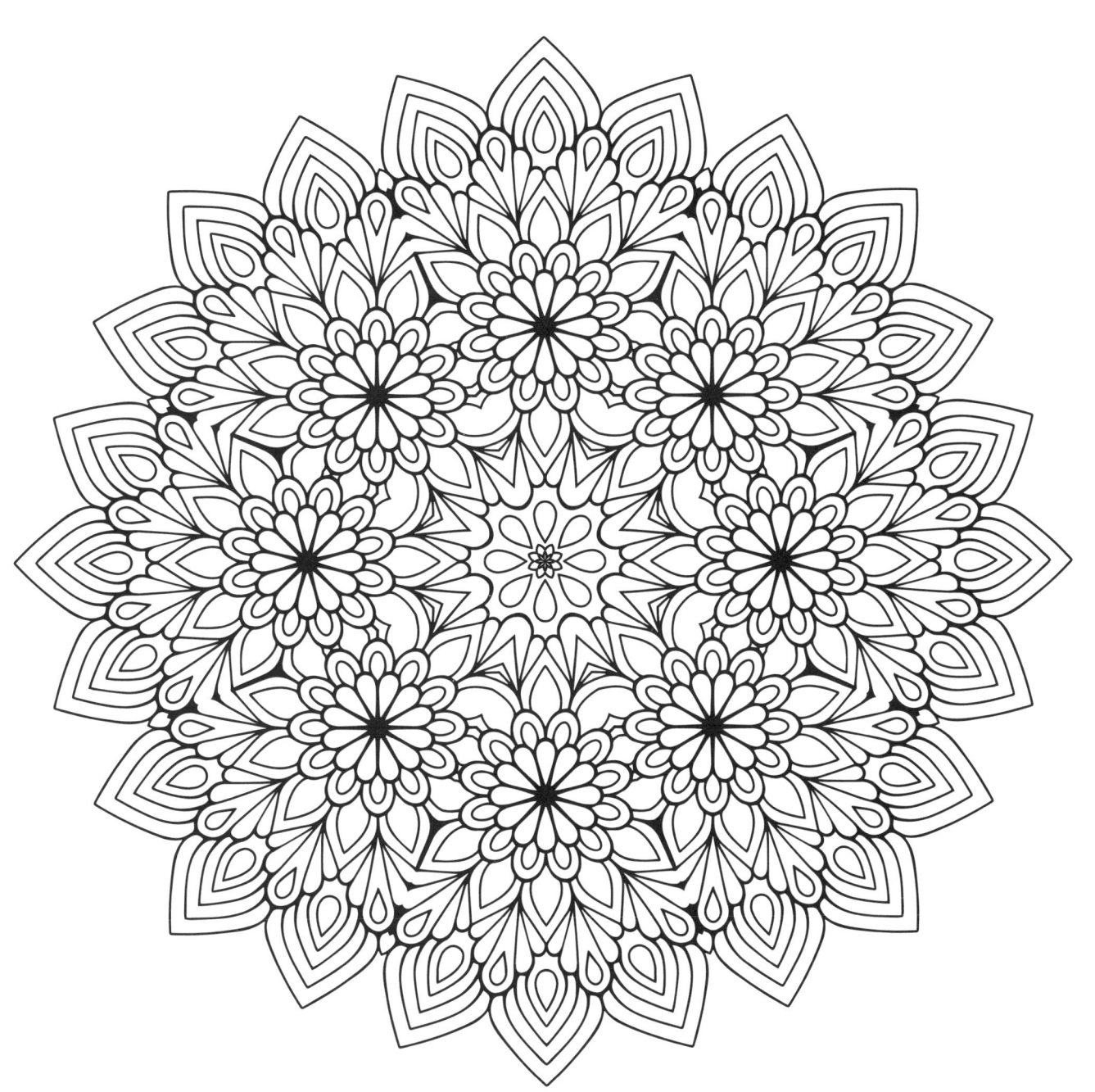

제 목 :

마음 속에 떠오르는 느낌이나 생각을 짧게 정리하기

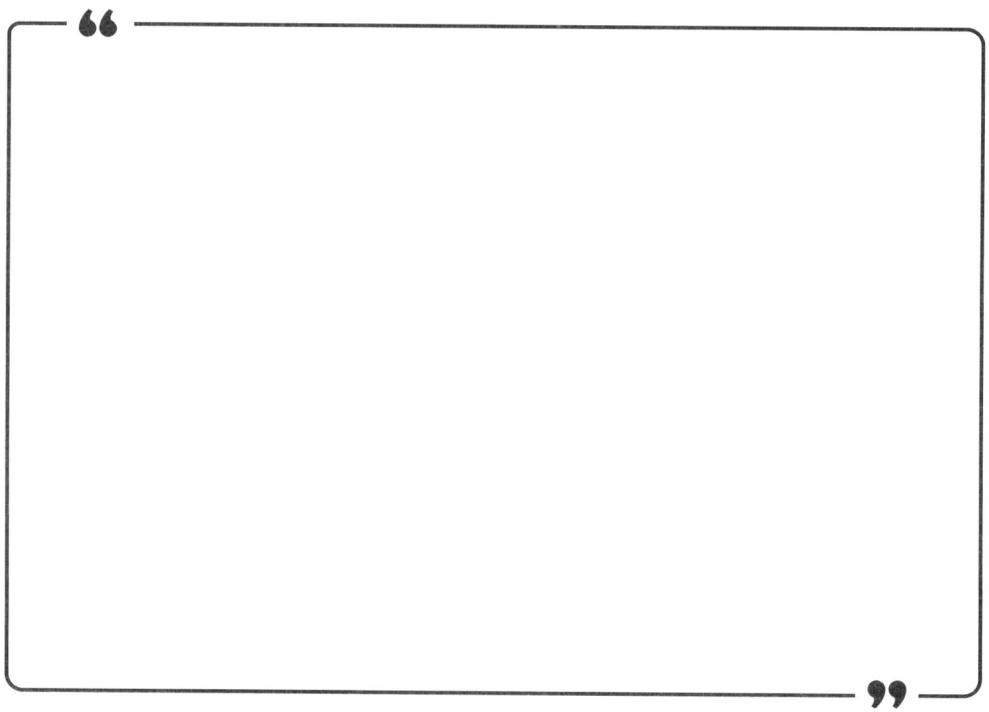

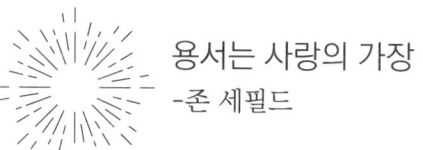

용서는 사랑의 가장 온화한 부분이다.
-존 세필드

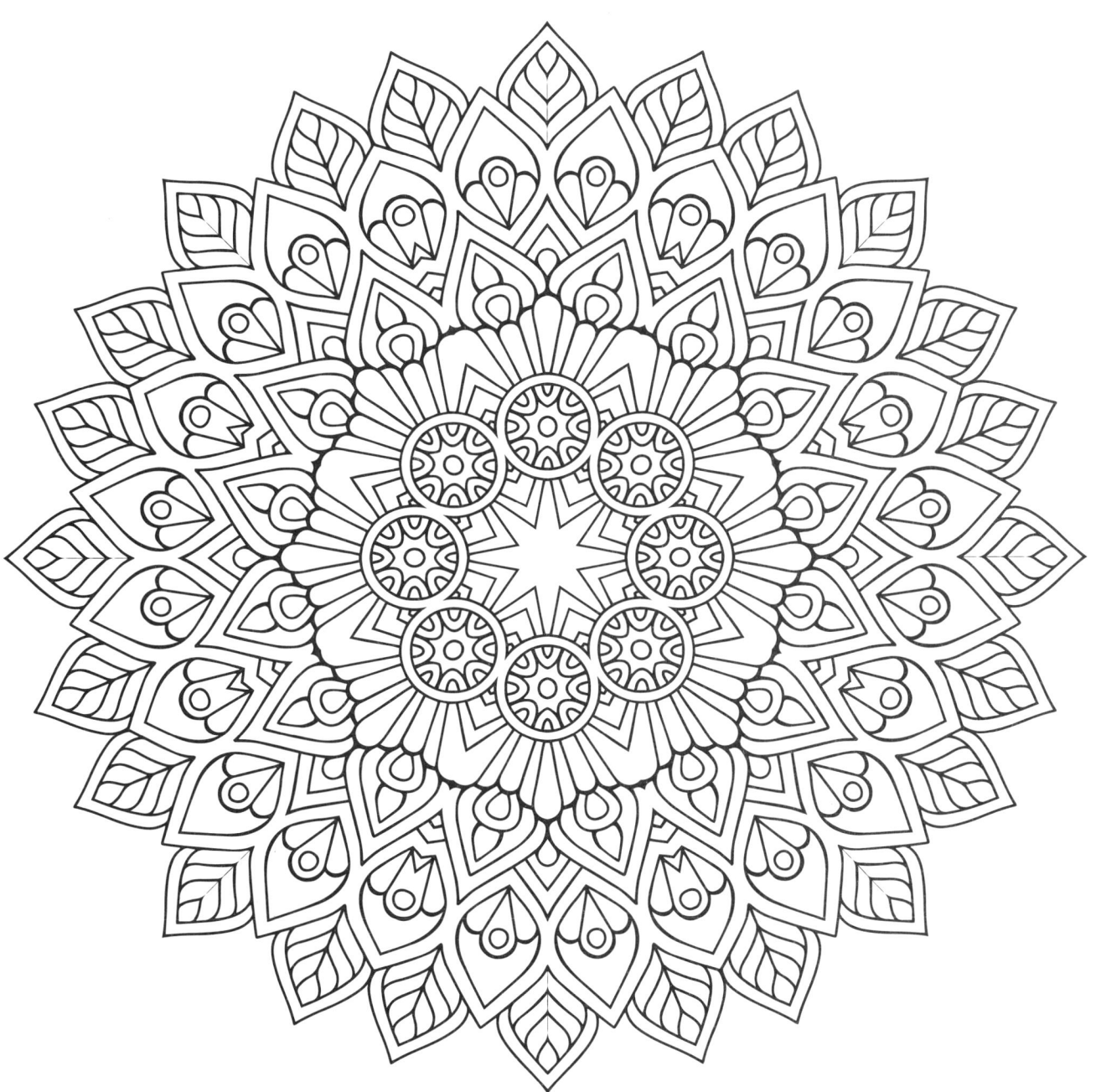

제 목 :

마음 속에 떠오르는 느낌이나 생각을 짧게 정리하기

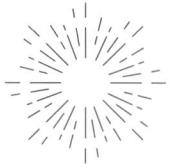

친절한 말은 꿀 같은 것이어서 조금 먹으면 만족스럽지만 많이 먹으면 배탈이 난다.
-앤 브래드스트리트

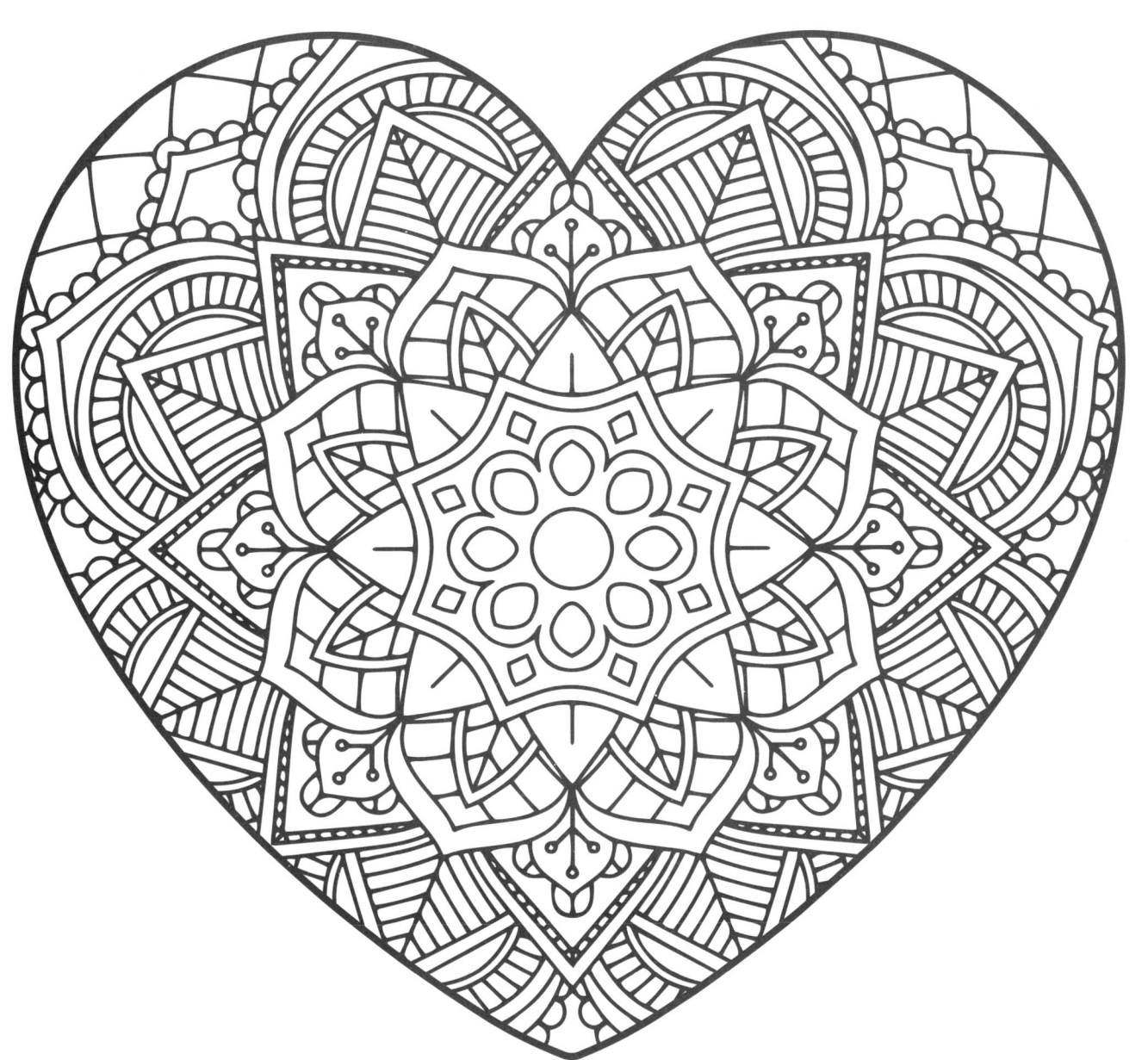

제 목 :

마음 속에 떠오르는 느낌이나 생각을 짧게 정리하기

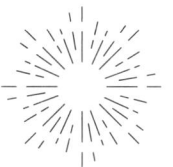 내 안에 있는 보석, 친절을 잘 보호하라. 망설임없이 주고, 후회 없이 잃고, 인색함없이 얻으라.
-조지 샌드

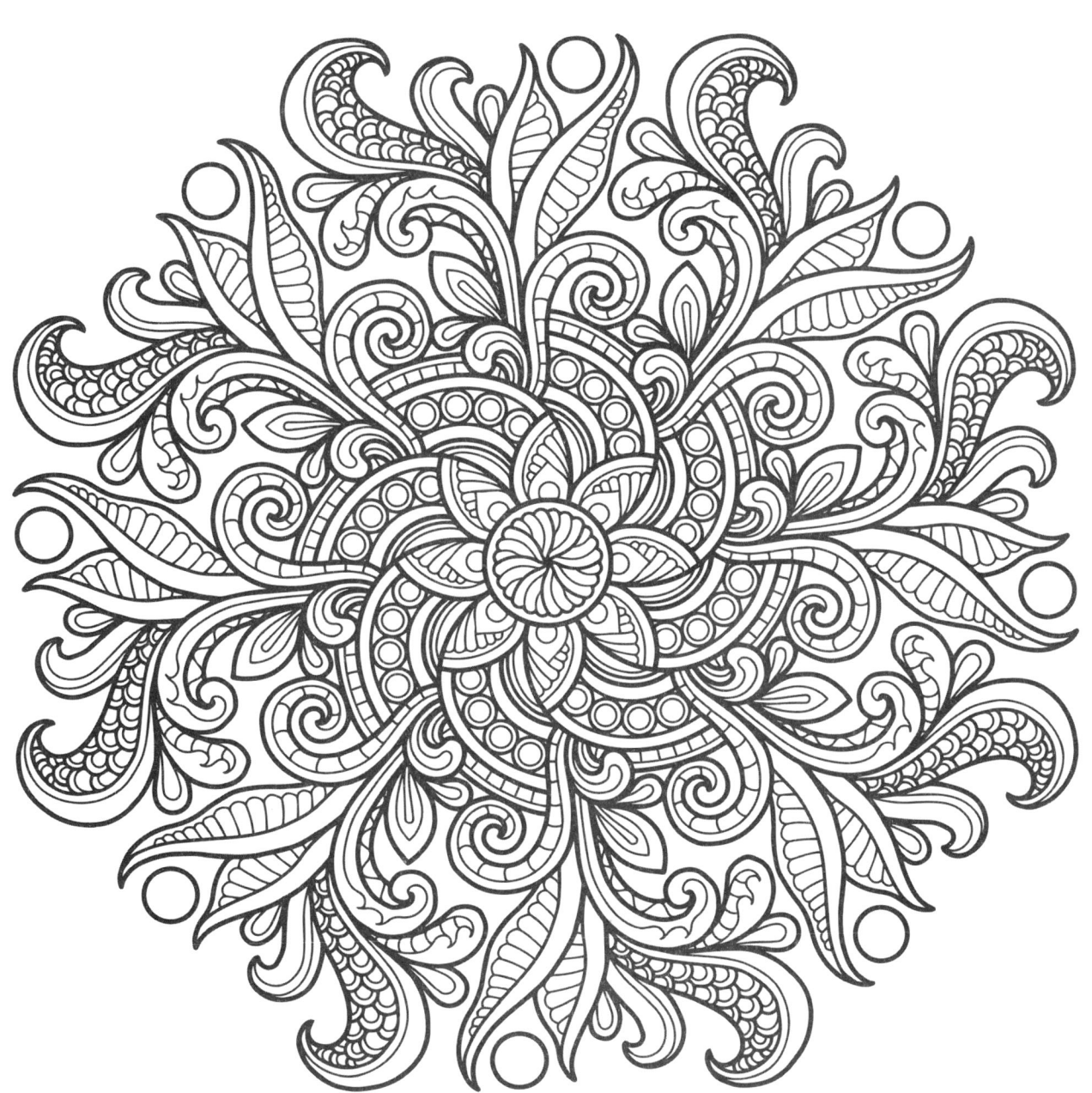

제 목 :

마음 속에 떠오르는 느낌이나 생각을 짧게 정리하기

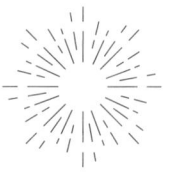 하루하루 나에게 무슨 일이 생길지는 아무도 모른다. 중요한 것은 두 손 벌리고 그것을 받아들일 준비를 하는 것이다.
-헨리 무어

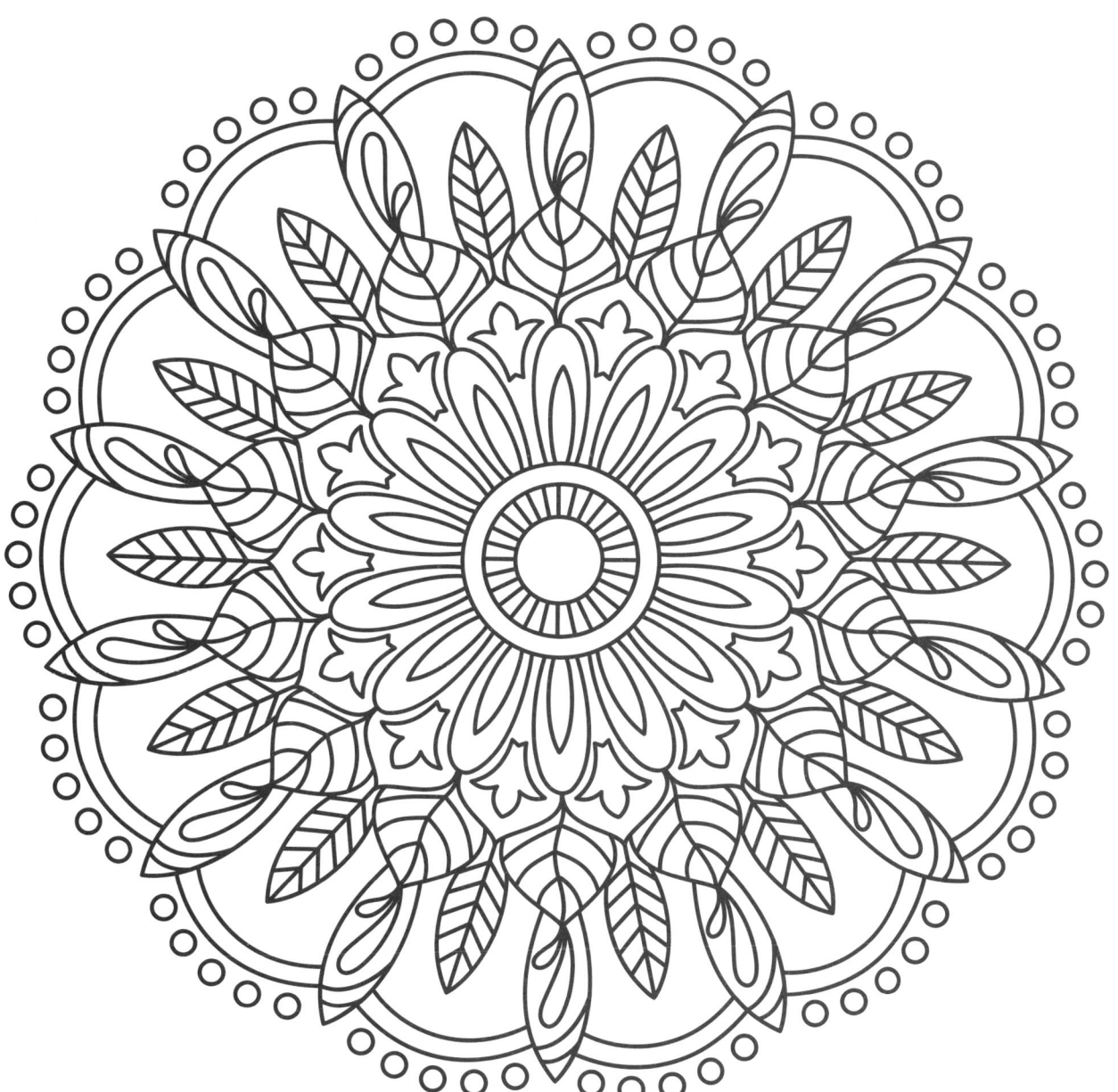

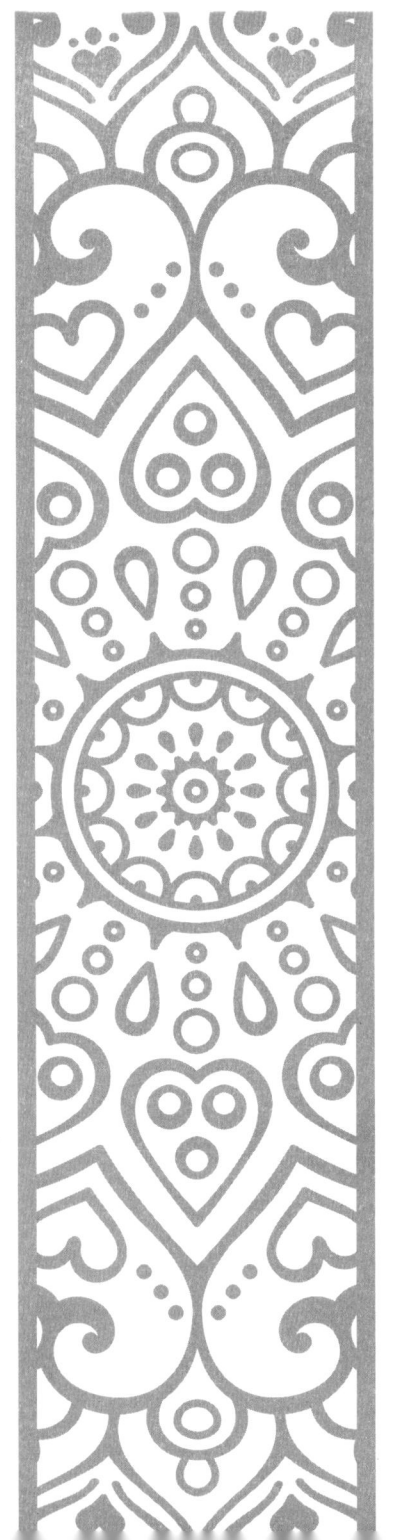

4장 자유 만다라

"만다라는 우리의 **마음을 표현**한 것과 같다"

-칼 융

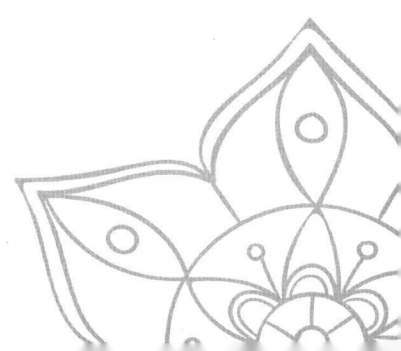

제 목 :

마음 속에 떠오르는 느낌이나 생각을 짧게 정리하기

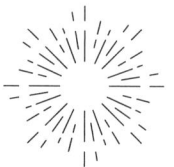 삶은 나쁜 것, 좋은 것, 최선의 것 사이에서 선택의 연속이다.
모든 것은 우리가 선택하는 데 달렸다.
-밴스 하브너

제 목 :

마음 속에 떠오르는 느낌이나 생각을 짧게 정리하기

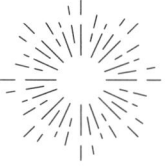
그 어느 누구도 나와 정확히 동일할 수 없다. 어떤 때는 나 자신
조차 나 자신과 똑같아지기가 어렵다.
-탈룰라 뱅크헤드

제 목 :

마음 속에 떠오르는 느낌이나 생각을 짧게 정리하기

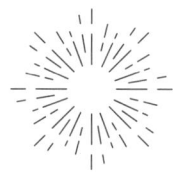 지금 이 시간이 주는 선물을 기쁘게 모두 받아들이라.
-호라타우스

제 목 :

마음 속에 떠오르는 느낌이나 생각을 짧게 정리하기

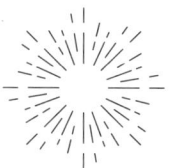 누군가가 나를 위해 시간을 내주면 그보다 더 귀중한 선물은 없다.
-프랭크 타이거

제 목 :

마음 속에 떠오르는 느낌이나 생각을 짧게 정리하기

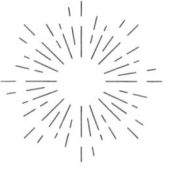 말로 표현한 친절은 자신감을 만든다. 생각으로 표현한 친절은 심오함을 만든다. 주는 사랑은 받는 사랑을 만든다.
-노자

제 목:

마음 속에 떠오르는 느낌이나 생각을 짧게 정리하기

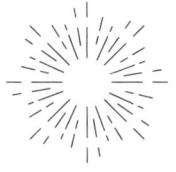 자유로운 인간은 필연적으로 불안정하고, 사고하는 인간은 필연적으로 불확실하다.
-에리히 프롬

제 목 :

마음 속에 떠오르는 느낌이나 생각을 짧게 정리하기

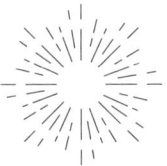 아무 때라도 바로 그때가 해야 할 일을 하기에 가장 적절한 때다.
-마틴 루더 킹 주니어

제 목 :

마음 속에 떠오르는 느낌이나 생각을 짧게 정리하기

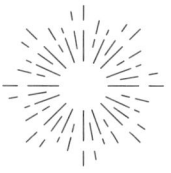 누군가를 위해 시간과 돈을 쓰는 것은 단순히 시간과 돈을 주는 것보다 훨씬 더 덕이 된다.
-헨리 포드

제 목 :

마음 속에 떠오르는 느낌이나 생각을 짧게 정리하기

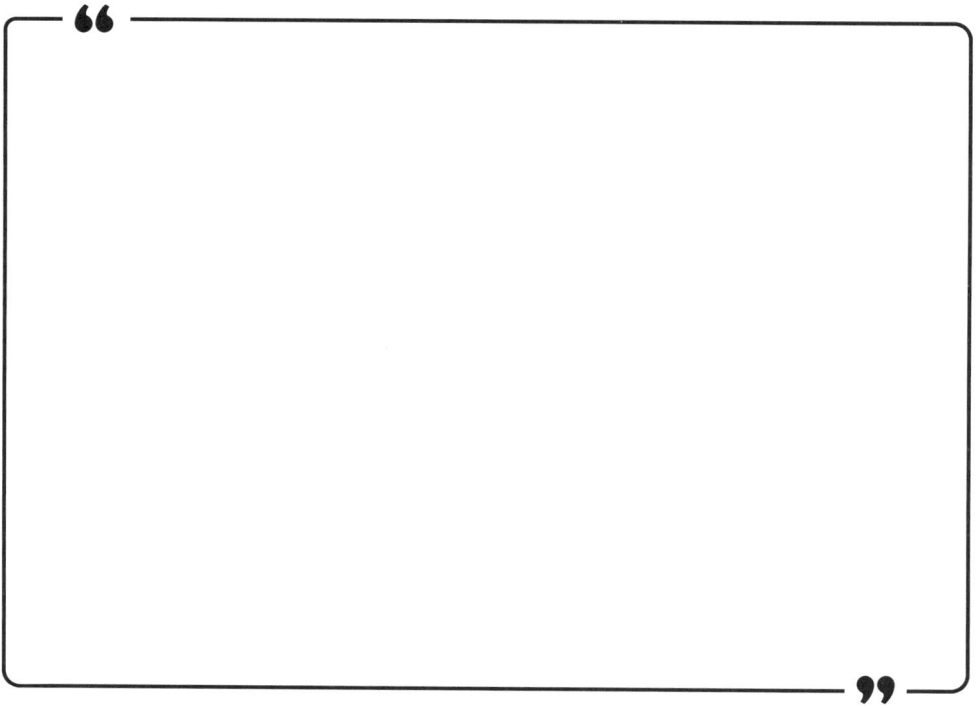

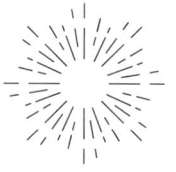 자립심은 진정한 자유로 가는 유일한 길이며, 내가 나 자신을 위한 나의 것이 된다는 것은 그 최후의 보상이다.
-퍼트리샤 샘슨

제 목 :

마음 속에 떠오르는 느낌이나 생각을 짧게 정리하기

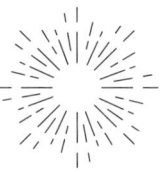 자신의 노력이 따르지 않은 낙관주의는 단순히 마음 상태일 뿐, 결실은 기대할 수 없다.
-에드워드 L. 커티스

제 목 :

마음 속에 떠오르는 느낌이나 생각을 짧게 정리하기

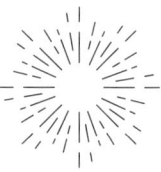 역경은 사람들을 함께 모아줄 뿐 아니라 아름다운 그 내면의 우정이란 것을 만들어내기도 한다.
-쇠렌 키르케고르